Traumatologie des Mund-, Kiefer-, Gesichtsbereichs

Jarg-Erich Hausamen
Egbert Machtens
Jürgen F. Reuther
Harald Eufinger
Alexander Kübler
Henning Schliephake (Hrsg.)

Traumatologie des Mund-, Kiefer-, Gesichtsbereichs

Mit 100 Abbildungen

Mit Beiträgen von Michael Rasse und Yango Pohl

Springer

Herausgeber
Prof. Dr. Dr. Jarg-Erich Hausamen
Hannover

Prof. Dr. Dr. Egbert Machtens
Wetter

Prof. Dr. Jürgen F. Reuther
Universitätsklinikum Würzburg
Klinik und Poliklinik für Mund-, Kiefer- und Gesichtschirurgie
Würzburg

Prof. Dr. Harald Eufinger
Knappschaftskrankenhaus Recklinghausen
Klinik für Mund-, Kiefer-, Gesichtschirurgie und plastische Operationen
Recklinghausen

Prof. Dr. Alexander Kübler
Universitätsklinikum Würzburg
Klinik u. Poliklinik
Würzburg

Prof. Dr. Dr. Henning Schliephake
Georg-August-Universität Göttingen
Abteilung Kieferchirurgie
Göttingen

ISBN-13 978-3-642-40570-9 ISBN 978-3-642-40571-6 (eBook)
DOI 10.1007/978-3-642-40571-6
Auszug aus: Hausamen et al.: Mund-, Kiefer- und Gesichtschirurgie, 4. Aufl. 2012, ISBN 978-3-642-17800-9

Die Deutsche Nationalbibliothek verzeichnet diese Publikation in der Deutschen Nationalbibliografie; detaillierte bibliografische Daten sind im Internet über http://dnb.d-nb.de abrufbar.

Springer Medizin

Planung: Dr. Klaus Richter, Heidelberg
Projektmanagement: Christiane Beisel, Heidelberg
Projektkoordination: Heidemarie Wolter, Heidelberg
Zeichnungen: Jörg Kühn, Heuchelheim; Rüdiger Himmelhan, Heidelberg; BITmap, Mannheim
Fotonachweis Umschlag: ©Jörg Kühn, Heuchelheim
Umschlaggestaltung: deblik Berlin
Satz: Fotosatz-Service Köhler GmbH – Reinhold Schöberl, Würzburg

Gedruckt auf säurefreiem und chlorfrei gebleichtem Papier

Springer Medizin ist Teil der Fachverlagsgruppe Springer Science+Business Media
www.springer.com

Vorwort

Die Traumata des Gesichtsbereiches können das Zentralnervensystem, die Hirnnerven, alle Sinnesorgane, Gefäße, Weich- und Hartgewebe betreffen. Entsprechend umfangreich muss das Wissen für Diagnostik und Therapie sein. Zudem soll dieses akut verfügbar sein. Kompendien sollen die zwingend erforderlichen diagnostischen Maßnahmen und therapeutischen Schritte in Übersicht zusammenfassen. Sie sollen auch fachübergreifend konzipiert sein. Innerhalb des eigenen Faches, aber mit dieser Ausgabe ganz gezielt auch darüber hinaus, soll die vorliegende Ausgabe eine rasche Orientierung bieten.

Wir danken den Herausgebern für die Unterstützung bei der Konzeption der Kapitel und dem Verlag für die Ausstattung des Buches. Die Autoren sind für Anregungen aus der Leserschaft dankbar.

Für die Autoren
Prof. Dr. Dr. Rasse
Innsbruck, Juli 2013

Die Herausgeber

Hausamen, Jarg-Erich, Prof. Dr. med. Dr. med. dent.
Echternfeld 9
30657 Hannover

Machtens, Egbert, Prof. Dr. med. Dr. med. dent.
Bommerholzerweg 31
58300 Wetter

Reuther, Jürgen, Prof. Dr. med. Dr. med. dent.
Am Galgenberg 28
97070 Würzburg

Eufinger, Harald, Prof. Dr. med. Dr. med. dent.
Klinik für Mund-, Kiefer- und Gesichtschirurgie
Plastische Operationen
Klinikum Vest
Behandlungszentrum Knappschaftskrankenhaus Recklinghausen
Dorstener Straße 151
45657 Recklinghausen

Kübler, Alexander, Prof. Dr. med. Dr. med. dent.
Klinik und Poliklinik für Mund-, Kiefer und Plastische Gesichtschirurgie
Julius-Maximilians-Universität Würzburg
Pleicherwall 2
97070 Würzburg

Schliephake, Henning, Prof. Dr. med. Dr. med. dent
Universitätsmedizin Göttingen
Zentrum Zahn-, Mund- und Kieferheilkunde
Abteilung Mund-, Kiefer- und Gesichtschirurgie
Robert-Koch-Straße 40
37075 Göttingen

Inhaltsverzeichnis

Serviceteil

Die Autoren

Rasse, Michael, Prof. Dr. med. Dr. med. dent
Universitätsklinik für Mund-, Kiefer und Gesichtschirurgie
Anichstraße 35
6020 Innsbruck
Österreich

Pohl, Yango, Priv.-Doz. Dr. med. dent.
Poliklinik für Chirurgische Zahn-, Mund und Kieferheilkunde
Universitätsklinikum Bonn
Welschonnenstraße 17
53111 Bonn

Grundlagen der Traumatologie

M. Rasse

J.-E. Hausamen et al. (Hrsg.), *Traumatologie des Mund-, Kiefer-, Gesichtsbereichs*,
DOI 10.1007/978-3-642-40571-6_1, © Springer-Verlag Berlin Heidelberg 2014

1

1.1 Ätiologie und Epidemiologie

In einer Studie über das traumatologische Patientengut einer Klinik für Mund-, Kiefer- und Gesichtschirurgie von ca. 10000 Patienten in den Jahren 1991–2000 wurden folgende Ursachen der Verletzungen angegeben:
- 38% Aktivitäten des täglichen Lebens
- 31% Sport
- 12% Gewaltakte
- 12% Verkehrsunfälle
- 5% Arbeitsunfälle
- 2% sonstige Ursachen

Von den Verletzten hatten 37,5% (7769) Frakturen des Gesichtsschädels, ca. 50% dentoalveoläre Verletzungen und 62,5% Weichgewebeverletzungen (Gassner et al. 2003). Das männliche Geschlecht war doppelt so häufig betroffen wie das weibliche. Die epidemiologischen Daten variieren natürlich auch nach geografischen Gegebenheiten (Girotto et al. 2001, Hussain et al. 1994). Von den 7769 Frakturen waren 71,5% Mittelgesichtsfrakturen, 24,3% Unterkieferfrakturen, 4,2% Stirnbein- und frontobasale Frakturen.

Für 2550 traumatologische Patienten im Zeitraum 1991–2005 mit Begleitverletzungen verteilten sich diese auf neurologische Traumen in 56,8%, Traumen mit erforderlicher neurochirurgischer Intervention in 16,9%, thorakale Verletzungen in 7,7%, abdominale Verletzungen in 2,2%, Extremitätenverletzungen in 11% und Wirbelsäulenverletzungen in 5,4%.

1.2 Polytrauma und Triage

Patienten mit Polytraumen unterliegen der höchsten vitalen Bedrohung. Es gibt Verletzungsarten, die ein Polytrauma vermuten lassen. Folgende Mechanismen der Verletzung haben ein **hohes Risiko**:
- Sturz aus über 5 m Höhe
- Explosionsunfälle
- Aus einem Fahrzeug herausgeschleudert werden
- Verschüttungen und Einklemmungen
- Hochgeschwindigkeitstraumen

Der präklinischen Beurteilung dient die Glasgow Coma Scale (GCS). Vitalparameter (GCS) <10, systolischer Blutdruck <80 mmHg, Atemfrequenz <10 oder >29/min, SpO_2 <90% lassen ein Polytrauma vermuten.

Während die GCS die Parameter Augenbewegung und motorische Antwort auf Reize sowie verbale Antworten beurteilt (Teasdale u. Jennet 1974), gehen in den Revised Trauma Score (RTS) und in den Triage Revised Trauma Score (T-RTS) auch systolischer Blutdruck und Atemfrequenz ein (Champion et al. 1989). Für das klinische Scoring können auch die Abbreviated Injury Scale (AIS), der Injury Severity Score (ISS) oder Trauma Score Injury Severity Score (TRISS) Verwendung finden. Aus diesen Scores ergibt sich der Algorithmus der Schockraumbehandlung (Rieger et al. 2002).

In der **Schockraumphase I** (Minuten 0–20) erfolgen:
- Übergabe mit Schilderung des Unfallhergangs und der Unfallsituation, evtl. einer erhobenen Anamnese.
- Übergabe des Protokolls der bisherigen Maßnahmen und evtl. Komplikationen.

Es erfolgt das Scoring (RTS) und die erste Einschätzung. Bei der Umlagerung werden die Zugangswege gesichert, es wird die Wirbelsäule immobilisiert, Extremitätenverletzungen werden geschient.

An Sofortmaßnahmen erfolgen die Behandlung lebensbedrohlicher Herz-Kreislauf-Störungen, die Intubation (evtl. mit Koniotomie) oder Korrektur von Tubusfehllagen, das Legen eines zentralen Venenkatheters und eines arteriellen

Zugangs, eine Thoraxdrainage bei Spannungspneumothorax und Blutstillungen durch Kompression und Tamponade. Die Wiederherstellung und Sicherung der Atem- und Kreislaufsituation stehen im Vordergrund. Das Monitoring umfasst Blutdruckmessung, Pulsoxymetrie und EKG. Blut für Laboruntersuchungen wird abgenommen. Es erfolgen Blutsubstitution und Volumentherapie. Bei Beatmungsproblemen muss der Thorax vorrangig geröntgt werden. Eine transösophageale Echokardiografie kann indiziert sein.

Die **Basisdiagnostik und -therapie** umfasst:
- Ganzkörperuntersuchung
- Lagern, Schienen und Anlegen von Verbänden
- Tetanus- und Antibiotikaprophylaxe
- Sonografie von Thorax und Abdomen
- Legen eines Blasenkatheters
- Periphere Dopplersonografie

Konsiliarii werden angefordert. Ist der Patient instabil, folgen evtl. Sofortoperationen und die Überstellung auf die Intensivstation, anderenfalls das Schockraum-Ganzkörper-CT und die erste **Schockraumkonferenz** (Minuten 20–35), in der Notoperationen vereinbart werden können. Die erste Phase der Operationen umfasst lebens- und organerhaltende Maßnahmen, danach wird der Patient auf die Intensivstation überstellt. Kraniotomie, Tracheotomie, Sofort- und Notoperationen (operativ zu stillende Blutungen) können verschiedene Fachdisziplinen erfordern.

Erfolgt keine Notoperation, so werden in der **Schockraumphase II** (Minuten 35–50) die Diagnostik und die therapeutischen Notmaßnahmen komplettiert: Vervollständigung der anästhesiologischen Maßnahmen, der unfallchirurgischen Wundversorgung, der radiologischen Untersuchungen und der konsiliarischen Behandlungen. Die zweite Schockraumkonferenz entscheidet dann über die Überstellung an die Intensivstation, Durchführung einer Angiografie mit evtl. Embolisation und primäre Operationen. Nach den Sofort- und Notoperationen folgen die elektiven Eingriffe.

■ Primäre chirurgische Interventionen

Am ersten Tag sollen Frakturen mit schwerem Weichgewebetrauma, mit Blutungen, komplexe Frakturen und Frakturen mit kombinierten Augenverletzungen versorgt werden.

■ Sekundäre chirurgische Interventionen

In den folgenden Tagen müssen dann die Versorgung der Frakturen des Gesichtsschädels mit Rekonstruktion, weitere Osteosynthesen, Weichgewebekorrekturen und Kombinationstherapien mit dem Neurochirurgen folgen. Geplante Operationen können nach dem 2. Tag durchgeführt werden. Instabile Kreislauf- und Beatmungsverhältnisse, Gerinnungsstörungen, Hypothermie, aber auch eine initiale Operationsdauer von >6 h gestatten oder verlangen sogar, die geplanten Operationen weiter hinauszuschieben (Pape et al. 2004).

1.3 Todesursachen bei Trauma

Bei Trauma als Todesursache sterben nach McPherson et al. (2005) 50% der Patienten am Unfallort innerhalb von Minuten durch Hirnstammverletzungen, Luftwegsobstruktion, Verletzung des Herzens oder großer Gefäße; 30% sterben innerhalb von Stunden ebenfalls an Atemwegsobstruktion, Blutverlust oder intrakraniellen Blutungen und 20% nach Tagen und Wochen durch Multiorganversagen, Sepsis oder Respiratory-Distress-Syndrome (RDS).

1.4 ABCD-Schema

Im ABCD-Schema der Erstbeurteilung steht der maxillofaziale Bereich mehrfach im Mittelpunkt der Bewertung.

ABCD-Schema
A: Atemwegskontrolle und Halswirbelsäulenkontrolle
B: Beatmung
C: Zirkulation und Blutungskontrolle
D: (Disability) Neurologischer Status

Die definitive maxillofaziale Untersuchung erfolgt nach Stabilisierung des Patienten.

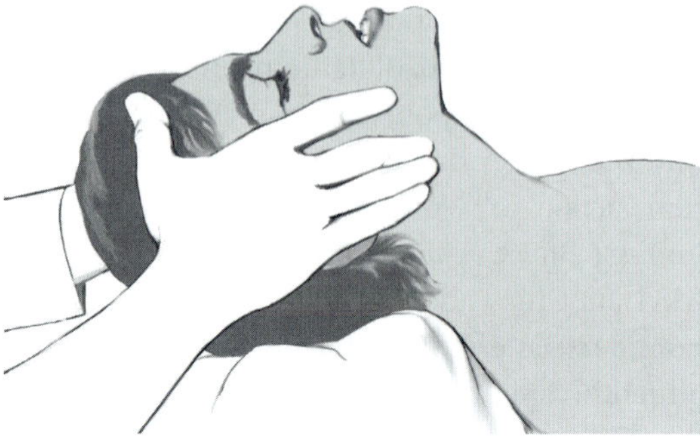

Abb. 1.1 Esmarch-Handgriff

1.4.1 Atemwegs- und Halswirbelsäulenkontrolle

Laut Literatur zeigen bis 15% der Patienten mit Kopf-Hals-Traumen und 5% der am Gehirnschädel traumatisierten Patienten Verletzungen der Halswirbelsäule. Diese ist daher bei allen Untersuchungen und Manövern in gerader Position durch eine immobilisierende Krawatte, Sandsäcke und Fixation des Körpers auf der Liege zu sichern. Jede Kompression, jeder Zug ist zu vermeiden, bis der Patient stabilisiert und die Wirbelsäule klinisch und durch Bildgebung untersucht ist. Dies gilt es auch beim Freimachen der Atemwege zu beachten. Ein Seitwärtsdrehen des Kopfs ist auch bei Erbrechen zu vermeiden. Es kann die ganze Liege geschwenkt bzw. ein Kopftiefstand eingestellt und dann abgesaugt werden. Alle Fremdkörper, einschließlich Prothesen, werden entfernt. Beim Bewusstlosen kann die Zunge zurücksinken und ein Atemhindernis darstellen. Das Anheben des Kinns oder die beidseitige Vorverlagerung der Rami mandibulae mit dem Esmarch-Handgriff befreit meist den Atemweg (Abb. 1.1). Ein Vorziehen der Zunge mit einem Instrument oder einer Naht ist ebenso möglich und ggf. notwendig.

Die Sicherung der Atemwege erfolgt durch einen nasopharyngealen Tubus; er ist einem oropharyngealen wegen der möglichen Auslösung eines Würgereflexes und Erbrechens vorzuziehen. Trümmerfrakturen des Mittelgesichts können das Einführen des nasopharyngealen Tubus behindern. Beidseitige Frakturen und Trümmerfrakturen des Unterkiefers können ein Zurücksinken der Zunge begünstigen, insbesondere dann, wenn die gesamte Fixation der Zunge und des Hyoids am Unterkiefer im mobilen Bereich liegt (Abb. 1.2).

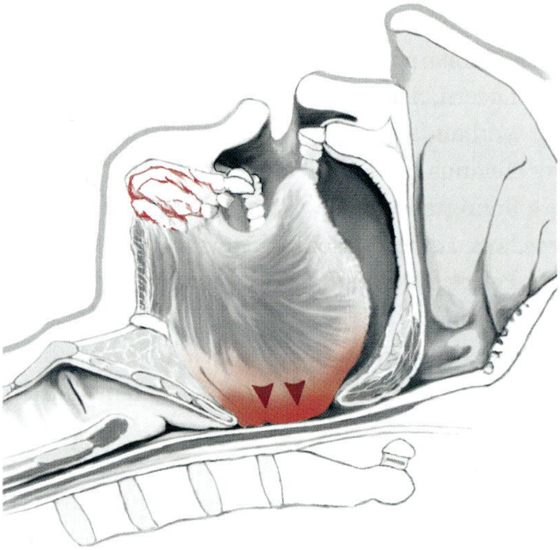

Abb. 1.2 Zurücksinken der Zunge bei Unterkieferfrakturen

Bei Mittelgesichtstraumen kann durch Fragmentverlagerungen, Schwellung und Blutung eine nasale Atmung unmöglich sein.

Verletzungen des Halses können auf verschiedene Weise zu Atemwegsbehinderungen führen: Frakturen des Larynx (Symptome: Heiserkeit,

Emphysem, tastbare Fraktur) und offene Verletzungen der Trachea erfordern eine Intubation. Verletzungen der Gefäße des Halses können durch Blutungen zu Obstruktionen der Atemwege führen (Diagnose im CT mit Angiografie).

1.4.2 Indikationen zur Intubation

Intubationsindikationen bestehen bei Apnoe und bei Unmöglichkeit, den oberen Atemweg sicher permanent frei zu halten (Frakturen, erwartete Schwellungen infolge von Blutungen etc.). Weiterhin soll bei einem GCS <8 oder insuffizienter Oxygenierung mit Maske intubiert werden. Bei der Intubation muss das höhere Risiko bei einer Verletzung der Halswirbelsäule beachtet werden. Eine nasotracheale Intubation wird bei vermuteter Schädelbasisfraktur vermieden. Gelingt die orale oder nasale Intubation nicht, ist unter Maskenbeatmung oder als lebensrettender Akuteingriff die Koniotomie oder Tracheotomie durchzuführen. Die Koniotomie ist als Noteingriff vorzuziehen; nach erfolgreicher Beatmung folgt ihr die Tracheotomie. Nach gesichertem Atemweg muss die Atmung gewährleistet sein.

Mangelhafte Oxygenierung oder unzureichende Abatmung von CO2 machen eine maschinelle Beatmung erforderlich. Bei maxillofazialen Traumata sind insbesondere intrakranielle und spinale Verletzungen mit Ausfall der Zwerchfell- und/oder der Thoraxatmung Indikationen zur Beatmung. Polytraumen mit Thoraxverletzungen (Spannungspneumothorax, offener Pneumothorax, Hämatothorax, Lungenkontusion, Schocklunge, RDS, multiple Rippenfrakturen) bedeuten weitere Indikationen.

1.4.3 Zirkulation, Blutungskontrolle

Intrakranielle Blutungen werden neurochirurgisch, ggf. interventionell-neuroradiologisch behandelt. Durch stumpfe Kopf-Hals-Traumen und Kombination mit Thoraxtraumen kann es zur Extension und Verdrehung der großen Halsgefäße, insbesondere der A. carotis und A. vertebralis kommen. Die Karotiden können über den Wirbelquerfortsätzen gedehnt werden. Dabei kann es zu Intimaläsionen bei intakter Tunica media und Adventitia kommen. Als Folge können Thrombenbildung und Embolien auftreten. Weiterhin kann die Dissektion fortschreiten und die Muskelschicht des Gefäßes ergreifen. Dies kann zu völligem Gefäßverschluss und in bis zu 70% zu einem Schlaganfall führen. Bei starken Ak- und Dezelerationstraumen sowie bei Wirbel- und Schädelbasisfrakturen muss an diese Gefäßverletzungen gedacht werden. Die CT-Angiografie ermöglicht bereits initial neben der Frakturdiagnostik die Beurteilung möglicher Gefäßläsionen (Nunez et al. 2004, Yang et al. 2003).

Blutungen können nach extern oder intern erfolgen. In offenen Wunden werden blutende Gefäße aufgesucht und unterbunden. Zur weiteren Blutungskontrolle wird Druck ausgeübt. An der Galea kann eine primäre Wundnaht größeren Blutverlust verhindern. Die A. facialis ist über der Mandibula, die A. temporalis am Jochbogen komprimierbar.

Als **spezielle Blutungsquellen** kommen im Mittelgesicht sowohl Äste der A. carotis interna (Aa. ethmoidales) als auch der A. carotis externa infrage, bei letzterer v.a. die A. maxillaris, die A. facialis und die A. temporalis mit ihren Aufzweigungen und Anastomosen. Die A. maxillaris kann im Notfall durch die Kieferhöhle nach Entfernung der vorderen und hinteren Wand erreicht werden. Die großen Gefäße der Gesichtsregion lassen sich am Halse aufsuchen und ligieren. Die gute Anastomosierung führt jedoch zu einem starken Rückfluss aus dem distalen Stumpf, wenn nicht beide Gefäßstümpfe direkt an der Verletzungsstelle unterbunden werden. Das gezielte Aufsuchen von Gefäßen und deren Unterbindung ist dem Umstechen oder Klammern vorzuziehen, um Verletzungen anderer Strukturen wie Nerven, Ausführungsgängen von Spei-

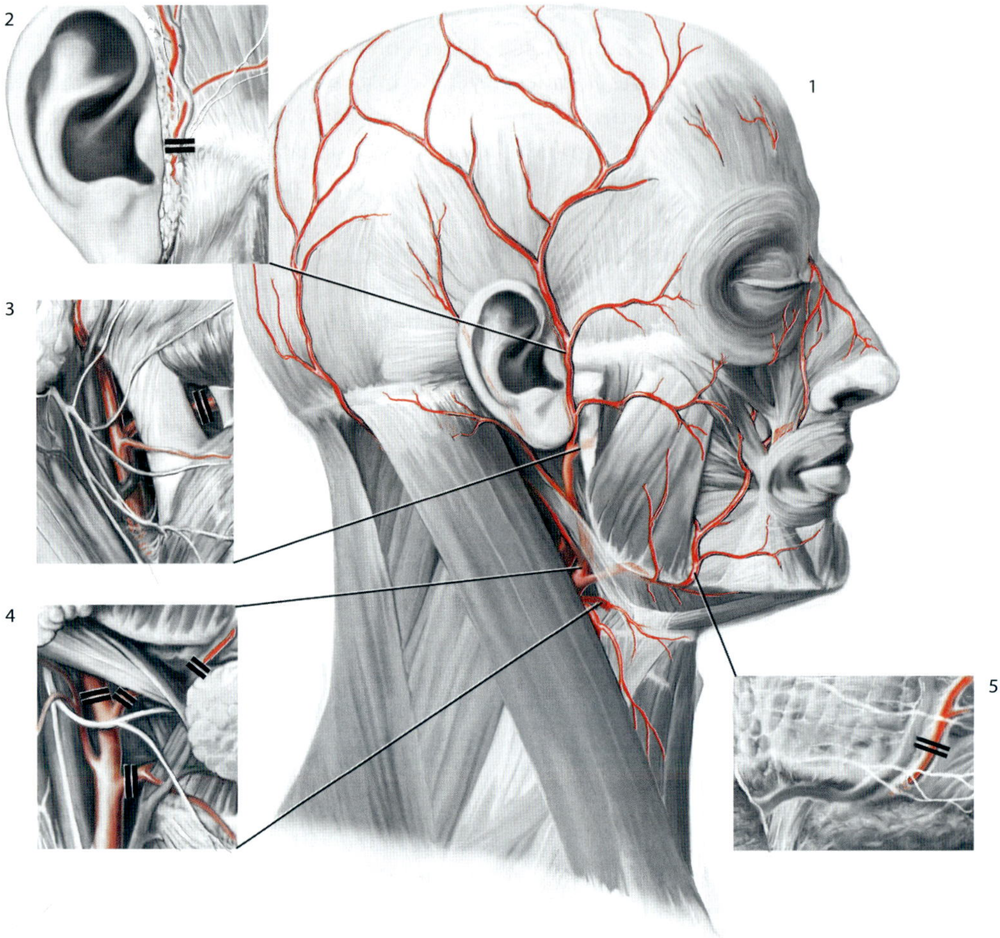

Abb. 1.3 Mögliche Ligaturen von größeren Arterien am Hals und Kopf (1–5)
Ligatur der A. facialis kaudal oder kranial des M. digastricus (4) oder am Mandibularrand (5)
Ligatur der A. lingualis dorsal des Hinterrandes des M. hyoglossus (4)
Ligatur der A. temporalis am Jochbogen (2)
Ligatur der A. maxillaris medial des abgetrennten M. pterygoideus lateralis (3)
Ligatur der A. carotis externa distal der Karotisgabel nach Identifizierung des Abgangs der ersten beiden Äste (4)

cheldrüsen etc. zu vermeiden. Gefäße können, wenn die Stümpfe dies erlauben, auch anastomosiert werden. Wandverletzungen ohne Kontinuitätsunterbrechung können genäht werden. Letzteres gilt besonders für die Aa. carotis communis, externa und interna sowie die A. subclavia bzw. die großen Venen. Die Gefäße werden dazu temporär vollständig bzw. bei Wandverletzungen teilweise ausgeklemmt (Abb. 1.3).

Ist die Blutungsquelle nicht direkt zugängig, können temporäre Kompressionen helfen. Die Bellocq-Tamponade (Abb. 1.4) erlaubt die Beurteilung, ob die Blutung oropharyngeal oder im Bereich der Nase und Nasennebenhöhlen liegt. Sie kann mit gebündelten Kompressen, Harnkathetern oder speziellen Nasen-Rachen-Ballonkathetern erfolgen. Liegt die Blutungsquelle kranial der Tamponade, folgt auf die Rachen-

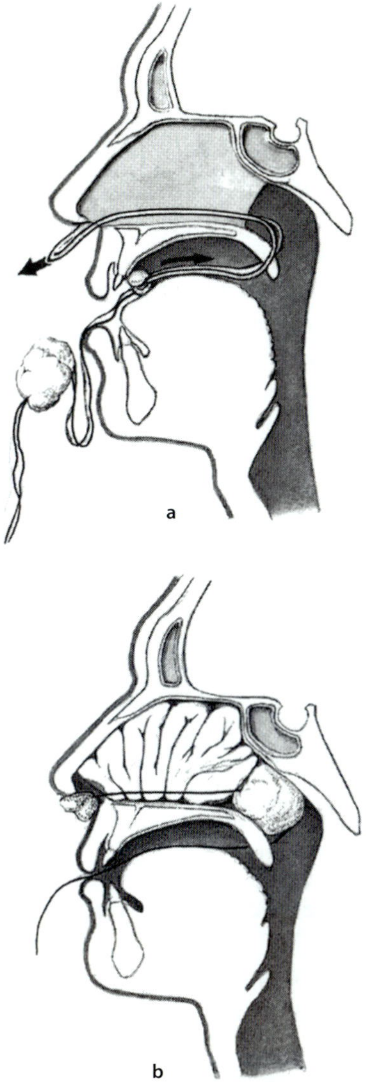

Abb. 1.4a,b Applikation der Bellocq-Tamponade

tamponade das schichtweise Austamponieren der Nasenhöhlen, evtl. auch der Nasennebenhöhlen. Blutungen der Nasenschleimhaut können durch Nasentamponaden mit Streifen, vorgefertigte Tamponaden aus quellendem Kunststoff mit zentralem Luftweg oder mit speziell geformten Niederdruckballons, die in verschiedenen Größen erhältlich sind, gestillt werden. Oxymetazolin ist das bevorzugte Vasokonstringens. Die Tamponadenentfernung soll erst unter kreislaufstabilen Verhältnissen nach einigen Tagen vorsichtig und ggf. im Operationssaal erfolgen, da es zu neuerlichen Blutungen kommen kann.

Cave

Bei Blutungen muss immer bedacht werden, dass der Patient gerinnungshemmende Medikamente eingenommen haben könnte – ärztlich verordnet oder auch in Form frei verkäuflicher Analgetika.

1.5 Weichgewebeverletzungen

In Traumazentren betreffen 50% der Wundversorgungen Gesichtslazerationen. Dabei ist ein gutes ästhetisches Ergebnis für den Patienten der wichtigste Erfolgsparameter. Vor der Versorgung von Weichgewebeverletzungen ist die Frakturdiagnostik erforderlich. Es soll vermieden werden, dass bereits versorgte Wunden zur Frakturversorgung wieder geöffnet werden müssen. Ausnahmen bestehen, wenn der Patient kreislauf- und/oder atmungsinstabil ist und bei der Frakturversorgung weitere Blutungen zu erwarten sind oder ein kritisches Operationstrauma gesetzt werden muss. Dies kann bei ausgedehnten Zugängen (z.B. koronar) und notwendigen großen skelettalen Mobilisierungen (z.B. Mittelgesichtstrümmerfrakturen) möglich sein.

Die Untersuchung nach Weichgewebeverletzungen muss am Kopf auch im behaarten Bereich, enoral und endonasal sorgfältig und vollständig erfolgen. Die Prüfung der Funktion der Hirnnerven muss bei Weichgewebeverletzungen (und Frakturen) durchgeführt werden, um diese Begleitverletzungen noch vor chirurgischen Explorationen und Versorgungen zu diagnostizieren. Die Äste des N. facialis, des N. trigeminus und des Plexus cervicalis liegen besonders oberflächlich und sind daher am häufigsten verletzt.

Fremdkörper können im Röntgenbild oder im CT kontrastgebend (Glas, Metall, Steine) oder kaum darstellbar sein (Holz). In der MRT können Fremdkörper wie Holz besser diagnostizierbar sein. Es muss eine sorgfältige klinische Inspektion erfolgen. Bei tiefen Verletzungen soll die Exploration in Narkose erfolgen, um allfällig provozierte Blutungen unter optimalen Bedingungen versorgen zu können. Es sind alle Wundtaschen zu inspizieren bzw. instrumentell zu explorieren; Einsprengungen von Fremdkörpern sind sorgfältig zu entfernen. Bei Beteiligung der Augenhöhle ist die augenärztliche Kontrolle erforderlich, um eine evtl. Bulbus- und Hornhautverletzung zu erkennen, die auch durch kleinste Eintrittsöffnungen erfolgen kann.

Verletzungen im Bereich der Speicheldrüsenausführungsgänge sind stets zu bedenken, ggf. zu prüfen und bei positivem Nachweis zu versorgen.

1.5.1 Gewebedefekte

Nekrotische Haut- und Weichgewebe sind zu entfernen, vitales Gewebe ist zu erhalten. Das Débridement ist sehr zurückhaltend, im Zweifelsfalle besser in mehreren Sitzungen vorzunehmen. Ein zeitliches Limit, das die Opferung von Gewebe des Gesichts festlegt, gibt es nicht.

Skalpdefekte und Weichgewebedefekte der Stirn können primär, wenn das Periost noch vorhanden ist, unter Abdeckung mit geeigneten alloplastischen Materialien der Granulation bis zum Niveauausgleich überlassen werden. Dann folgt die Spalthautdeckung. Später sind Verschiebeplastiken und Expanderanwendung zur Deckung möglich. Die Augenbrauen können durch ein an der A. temporalis gestieltes tunneliertes Kopfhauttransplantat sekundär ersetzt werden. Die Richtung der Behaarung ist zu beachten (◘ Abb. 1.5). Die Haare müssen in der Empfängerregion später geschnitten werden.

Die Wundversorgung kann je nach Schweregrad in Lokal- oder Allgemeinanästhesie erfolgen. In beiden Fällen bietet die Applikation von Lokalanästhetika mit Adrenalinzusatz Vorteile. Der Anästhesie an den Nervenstämmen ist gegenüber der lokalen Infiltration der Vorzug zu geben. Sie vermeidet die Verbreitung von Keimen und Fremdkörpern. In kritisch gering durchbluteten Gewebearealen ist eine Vasokonstriktion zu vermeiden. Nach der Anästhesie erfolgt die gründliche Wundreinigung mit Spülungen mit Ringer- oder physiologischer Kochsalzlösung. Ihr kann eine Spülung mit Polyvidon-Jod folgen.

Toträume sind zu vermeiden. Es ist daher ein schichtweiser Wundverschluss erforderlich, Drainagen und Saugdrainagen können sehr hilfreich sein. Tiefe, resorbierbare Nähte werden in der Stärke 3-0 bis 5-0 verwendet. Die Hautnähte sollen monofil und in der Stärke 5-0 bis 7-0 sein. Eine Klebung mit Cyanacrylat ist möglich.

Liegen keine deepithelisierten Bereiche vor, genügt ein leichter Wundverband. Es erfolgt eine tägliche Kontrolle und Reinigung mit Kochsalzlösung. Unter Spannung stehende Wunden können mit Klebestreifen entlastet werden. Dies kann nach der Nahtentfernung am 4.–6. Tag noch für 1 Woche fortgesetzt werden. Kollagen beginnt dann sich quer zu vernetzen, und die Wunde wird belastbarer.

1.5.2 Spezielle Verletzungstypen

Abrasionen stellen Abschürfungen oberflächlicher Hautanteile dar unter (teilweisem) Erhalt von basalen epithelialen Bestandteilen. Es erfolgt eine gründliche Wundreinigung und Spülung mit Kochsalzlösung. Ein Abkleben mit einer im Wundbereich nicht haftenden Kunststofffolie ist eine Behandlungsoption. Das Austrocknen wird so vermieden.

Bei Ansammlung von Wundsekret kann der Verband gewechselt werden, wobei die Wunde wieder mit Ringerlösung abgespült werden kann. Bei geringen Sekretmengen kann der Verband belassen werden. Es sind weiterhin Verbände mit Fettgaze möglich. Die sistierende Wundsekretion zeigt die Epithelisierung an, die von den verbliebenen Epithelresten ausgeht.

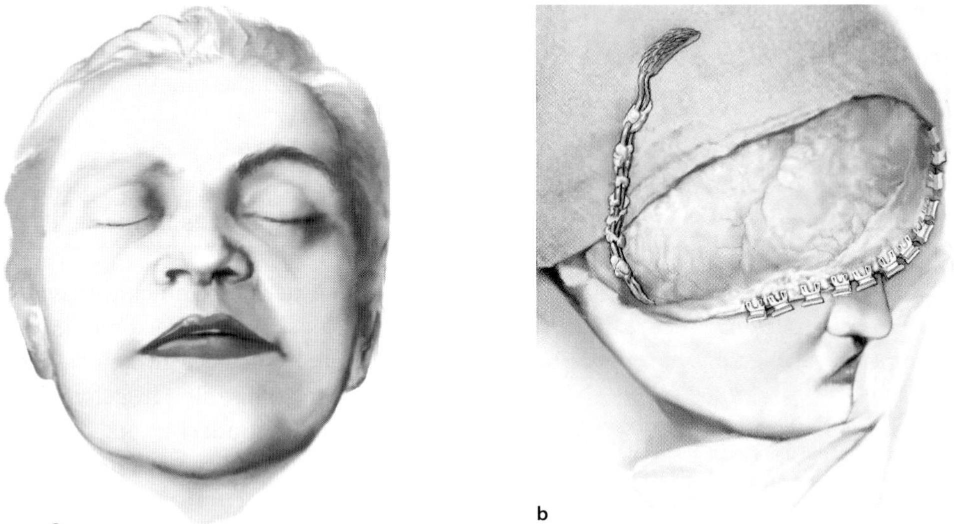

a

b

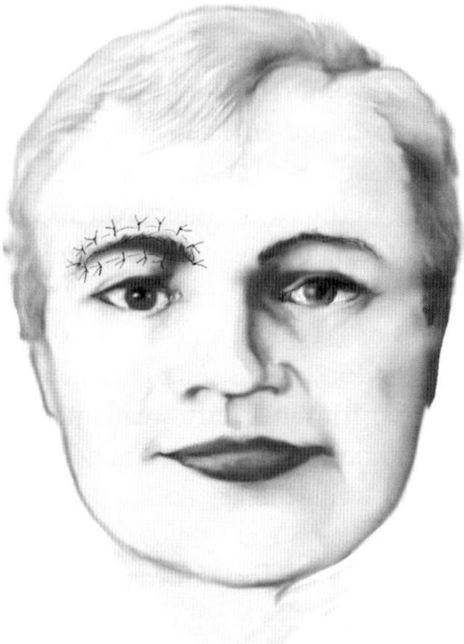

c

■ **Abb. 1.5a–c** Augenbrauentransplantat. **a** Verlust der Augenbraue nach Trauma. **b** An der A. temporalis gestieltes Transplantat der Galea mit Berücksichtigung der Haarwuchsrichtung. **c** Tunnelierung zur Augenbrauenregion. Einnähen des Transplantats und Wundverschluss

Kontusionen entstehen durch Gewebequetschungen und gehen mit Ödem und Blutergüssen einher. Große Hämatome sollen entleert und drainiert werden. Kontusionswunden zeigen eine höhere Infektionsrate.

Lazerationen sind scharfe Gewebeverletzungen. Eine genaue Exploration der Gewebetaschen ist erforderlich. Gezackte Wundränder werden wieder sorgfältig adaptiert. Primäre Verschiebeplastiken und Z-Plastiken sind nur sparsam einzusetzen.

1.5.3 Infektionsprophylaxe

In der **antibiotischen Therapie und Prophylaxe** von Weichgewebeverletzungen sind Ampicillin und Clavulansäure oder Clindamycin die Antibiotika der primären Wahl. Dies gilt auch für tierische und menschliche Bissverletzungen.

Eine **Tetanusprophylaxe** ist stets zu bedenken, da eine Tetanusinfektion bei jeder banalen Wunde möglich ist. Es sind jedoch tiefe, verschmutzte Wunden sowie schwere Verbrennungen und Gewebenekrosen besonders prädisponierend. Im Verletzungsfalle ist die chirurgische Wundversorgung mit Reinigung der Wunde und Entfernung von Fremdkörpern sowie Nekrosenabtragung ein Teil der Prophylaxe. Liegt die Grundimmunisierung weniger als 5 Jahre zurück, ist keine aktive Tetanusimpfung nötig. Ansonsten erfolgt eine Auffrischungsimpfung.

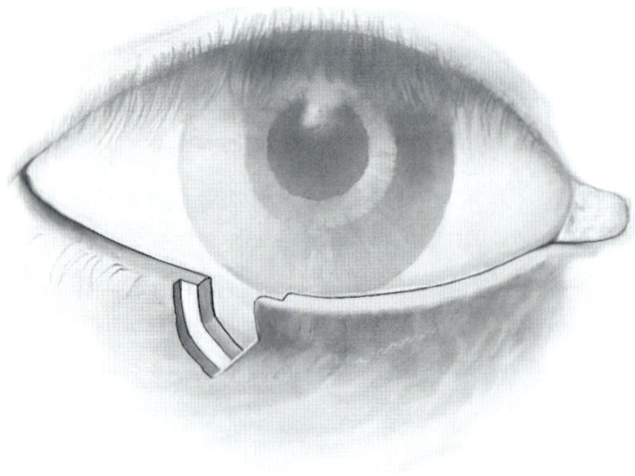

Abb. 1.6 Stufenweise Vernähung von Liddefekten. Die Lidhaut und der M. orbicularis oculi bilden die äußere Schicht. Die versetzte innere Schicht bilden der Tarsus und die Konjunktiva

Gleiches gilt, wenn nur zwei dokumentierte Grundimmunisierungen durchgeführt worden sind und die Versorgung innerhalb von 24 h erfolgt. Wenn bei zwei Grundimmunisierungen die Verletzung mehr als 24 h zurückliegt, soll aktiv und passiv (Tetanusimpfstoff und Tetanusimmunglobulin) geimpft werden. Letzteres gilt auch in allen übrigen Fällen und in Zweifelsfällen. Die passive Immunisierung erfolgt durch Injektion von 250 I.E. Immunglobulin in eine kontralaterale Körperstelle (Tscherne et al. 1986). Die Prophylaxe ist dokumentationspflichtig und der Patient muss darüber ebenso aufgeklärt werden wie über evtl. weitere notwendige Impfungen.

Eine Infektion mit **Tollwut (Rabies)** muss bei jeder Verletzung durch ein Tier in Erwägung gezogen werden. Das Tier muss auf Tollwutsymptome untersucht werden: Schluckstörungen, Speichelfluss, Störungen der Pupillenmotorik, Ataxie, Gangstörungen etc. Diese Untersuchung ist nach 10 Tagen zu wiederholen, wenn die Erstuntersuchung unauffällig war. Bereits 5 Tage vor Auftreten neurologischer Symptome ist eine Virusausscheidung möglich. Bei klinischem Verdacht wird eine Hirnuntersuchung des Tiers mit fluoreszenzmarkierten Antikörpern gegen das Virus durchgeführt. Da Verletzungen im Gesicht nahe dem Zentralnervensystem liegen, wird eine Tollwutimpfung in jedem Verdachtsfalle empfohlen.

1.5.4 Verletzung des Lides

Lazerationen der Augenlider werden schichtweise verschlossen. Auf die konjunktivale Seite werden keine Knoten gelegt, sondern die Nähte versenkt. Der Tarsus, die Muskelschichten und die Haut sind gesondert zu nähen. Um Kontrakturen durch durchgehende Narben und damit Verkürzungen zu vermeiden, können sich überlappende Schichten geschaffen werden (Abb. 1.6). Bei Defekten bis zu einem Viertel der Lidlänge kann ein direkter Verschluss durchgeführt werden. Es ist eine Inzision zu führen, die eine leichte Verlängerung der Lidhöhe bewirkt (Abb. 1.7). Bei Lazerationen am Oberlid muss untersucht werden, ob der M. levator palpebrae verletzt oder sein Ansatz am Tarsus ausgerissen ist. Mit resorbierbaren Nähten ist dann eine Reinsertion bzw. Muskelnaht durchzuführen. Hautdefekte der Lider können durch Hauttransplantate, wenn möglich von den anderen Lidern, gedeckt werden. Es sind weiterhin lokale Lappen möglich, z.B. vom Ober- zum Unterlid. Zum Tarsusersatz sind Ohrknorpel- oder Teiltransplantate vom Tarsus des Gegenlides geeignet.

Die ableitenden Tränenwege sind zu inspizieren. Bei Rupturverdacht ist eine Sondierung erforderlich. Eine Kontrastmitteldarstellung zeigt gedeckte Verletzungen oder narbige Stenosen. Verletzungen müssen unter Umständen über einen Silikonschlauch geschient werden. Dieser wird aus der Nase ausgeführt, er soll etwa 3 Monate belassen werden. Ist ein Canaliculus intakt, genügt dies meist zur Tränendrainage. Posttraumatische Stenosen des Ductus nasolacrimalis können sekundär über eine Dakryozystorhinostomie behoben werden.

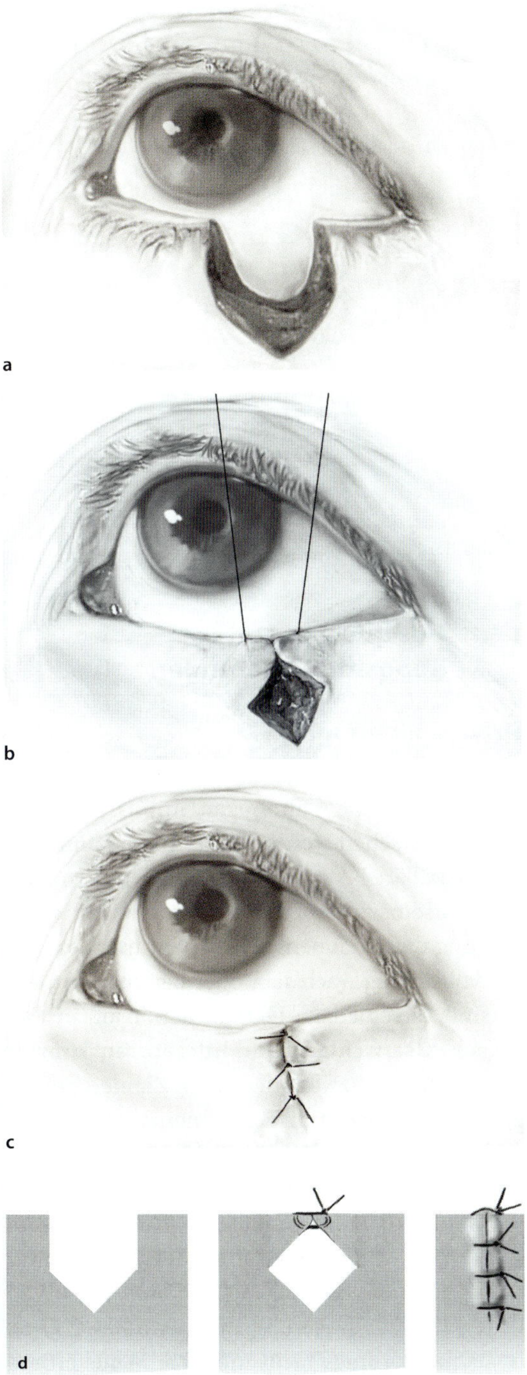

◘ Abb. 1.7a–d Lidnaht bei Defekten. Durch die fünfeckige Exzision kommt es beim Vernähen zu einem leichten Anheben der Lidkante

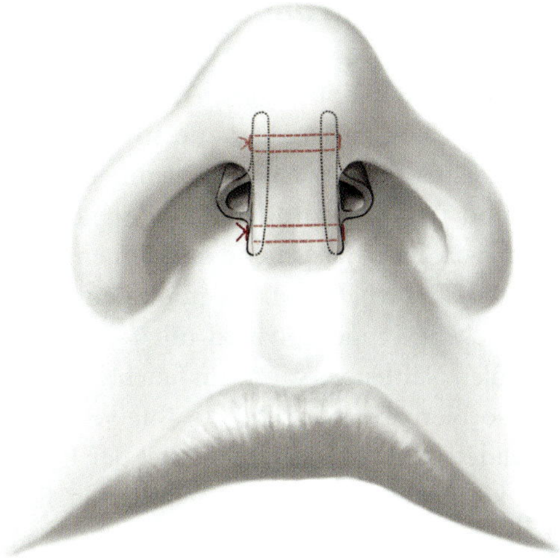

◘ Abb. 1.8 Septumstabilisierung mit Silikonschienen. Transseptale Matratzennähte zur Fixierung der Septumschienen

1.5.5 Verletzung der Nase

Verletzungen der Nasenschleimhaut kommen bei Mittelgesichtsläsionen häufig vor. Die traumatische Dorsalverlagerung der Nase führt zu Einrissen der Schleimhaut an der Apertura piriformis, die sich gleichsam durchstanzt, sowie entlang von Frakturen des Nasenskeletts. Die Verletzungen sind durch Inspektion mit dem Spekulum zu erkennen. Eine Adaption durch Nähte soll durchgeführt werden. Hämatome des Nasenseptums sind durch Inzision zu entlasten und abzusaugen. Silikonschienungen, die mit Matratzennähten durch das Septum fixiert werden, verhindern ein Wiederauftreten. Sie werden nach 1 Woche entfernt. Liegen Septumbrüche vor, werden sie 2 Wochen belassen (◘ Abb. 1.8).

Weichgewebeverletzungen der Nase müssen in allen Schichten versorgt werden. Schleimhaut, Knorpel und Haut werden getrennt genäht. Defekte werden nach den Prinzipien der Nasenrekonstruktion durch freie Transplantate und lokale Lappen und ggf. auch in mehreren Schichten versorgt. Für Knorpel- und Knochentransplantate ist eine innere und äußere Deckung erforderlich.

1.5.6 Verletzung der Lippe

Verletzungen der Lippe müssen ebenfalls schichtweise verschlossen werden; zuerst erfolgen die Muskelnähte. Dann wird eine Vermilionnaht gesetzt und das Lippenrot und die Schleimhaut werden von dieser ausgehend nach innen genäht. Es folgt die Hautnaht mit 6-0 monofilen Nähten. Das trockene Lippenrot wird mit 5-0 oder 6-0 monofilen Nähten versorgt, am feuchten werden 4-0 resorbierbare geflochtene Nähte verwendet. Lippendefekte bis zu einem Viertel der Lippenbreite können direkt verschlossen werden. Es gilt das Prinzip wie am Lid, dass eine fünfeckige Inzision zur allfällig nötigen Vorbereitung geführt werden soll, um Verkürzungen zu vermeiden (s. oben). Größere Defekte werden mit lokalen Lappen (z.B. nach Fries [1973] oder Nasolabiallappen) gedeckt. Mikrovaskuläre Transplantate sind evtl. wie bei Defekten nach Tumorresektion erforderlich.

Postoperativ erfolgt die tägliche Wundreinigung mit Kochsalzlösung. Die Wunden werden mit Vitamin-A-haltigen Salben bestrichen. Da die Narbenbildung im Allgemeinen erst nach einem Jahr vollständig abgeschlossen ist, sollten Sekundärkorrekturen frühestens nach 6–12 Monaten erfolgen.

1.6 Allgemeine Frakturbehandlung

Frakturbehandlung und Restitution bedeuten **Reposition, Retention** und **funktioneller Umbau**. Diese Prinzipien gelten primär für die knöcherne Heilung. Es sind jedoch mit der Fraktur auch Weichgewebeverletzungen verbunden. Die Weichgewebe, z.B. Muskeln, Sehnen, Discus articularis etc., müssen ebenso behandelt werden, d.h., sie sollten reponiert, durch Nähte in dieser Lage gesichert und durch Funktionsübungen möglichst vollständig rehabilitiert werden.

Die **Reposition** kann offen oder geschlossen erfolgen.

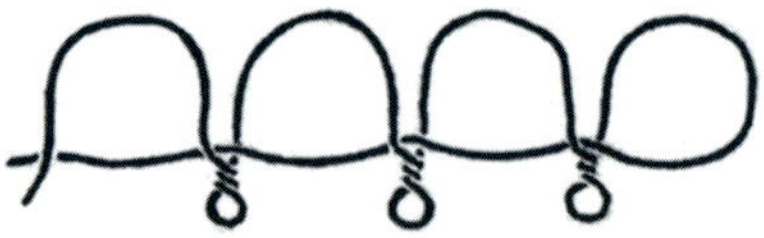

Abb. 1.9 Ösenschlaufendrahtligaturen

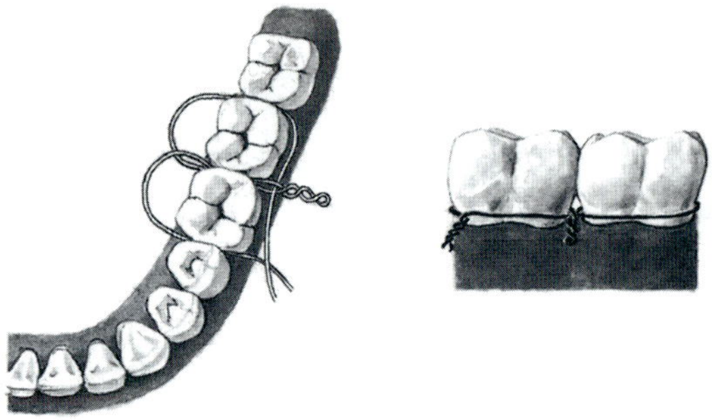

Abb. 1.10 Ernst-Ligaturen

1.6.1 Geschlossene Repositionsmethoden

Drahtschienungen

Als Notmaßnahme für Reposition und Retention können die Zahnbögen mit Drahtschienungen versehen werden. Über diese kann eine intermaxilläre Fixation (IMF) erfolgen, wenn der Bewusstseinszustand des Patienten und seine Atmung dies erlauben. Der Patient muss entweder vollständig wach sein oder beatmet werden. Es sind verschiedene Drahtschienungen in Gebrauch. **Ösenschlaufendrahtligaturen** können vorgefertigt für zwei oder mehr Zähne vorrätig gehalten werden, um das Schienen zeitlich zu verkürzen (Abb. 1.9). **Ernst-Ligaturen** werden über 2 Zähne angelegt (Abb. 1.10) (Ernst 1932). Mit starken 0,4 mm Drähten können sie als Haken umgebogen verwendet werden. Mit 0,3 mm Drähten kann man sie direkt vom Ober- zum Unterkiefer verdrehen. Ein wiederholtes Öffnen ist dann allerdings nicht möglich. Vorgefertigte Schienen können mit 0,4 mm oder 0,3 mm starken Drähten an den Zähnen eingebunden werden. Um ein Absinken gegen das Parodont zu verhindern, ist eine Sicherung der Drähte mit

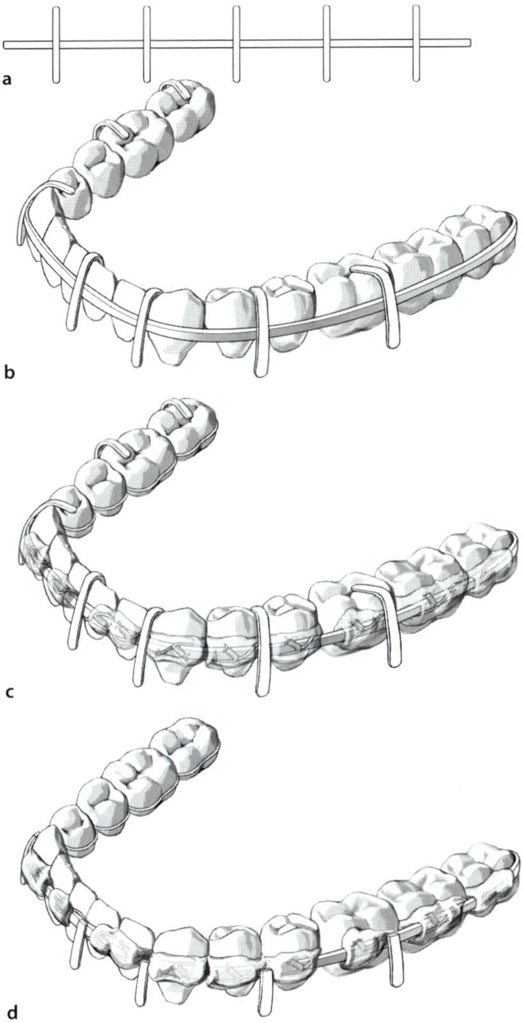

Abb. 1.11a–d Schuchardt Schiene. **a** Konfektionierte Schiene. **b** Im Mund angebogene Schiene. **c** Anligierte Schiene. **d** Mit Kunststoff ummantelte Schiene nach Abtrennen der okklusalen Abstützungen

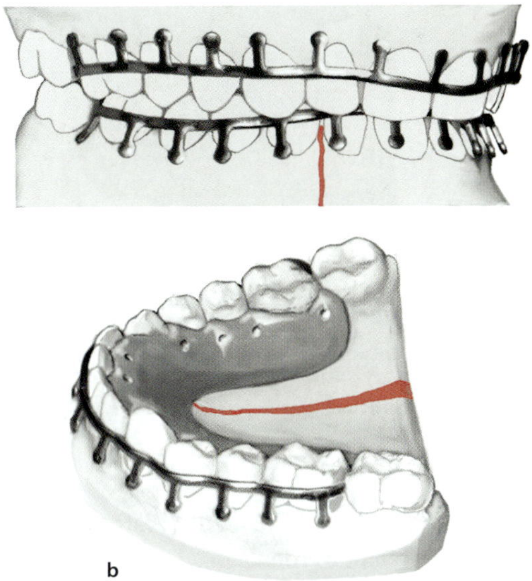

Abb. 1.12a, b Schiene an gesägtem Gipsmodell. **a** Geschnittenes, am Gegenkiefer orientiertes und neu zusammengesetztes Gipsmodell mit Schiene. **b** Geschnittenes Gipsmodell mit Lingualschiene und Knopfdrahtschiene

selbstpolymerisierendem Kunststoff interdental über den Papillen möglich (**Schuchardt-Schiene**) (Schuchardt 1956) (Abb. 1.11). Das direkte Anformen dieser Schienen sollte Notfallversorgungen vorbehalten sein. Die Enden der Drahtschlaufen werden an der bukkalen Seite der Zähne umgebogen und können auch als Haken für die IMF verwendet werden, wenn die Schiene solche nicht aufweist. Im Idealfall wird diese Schiene an Kiefermodellen vorgefertigt, sodass sie die Okklusion nicht stört und keinen Kontakt zur Gingiva gewinnt. Der Kunststoff kann poliert werden, er sichert die körperliche Fixierung der einzelnen Zähne, was Zahnbewegungen durch die Schiene minimiert, sodass sie v.a. den Zahnhalteapparat schont.

Auch für die dauernde Versorgung ist eine geschlossene Reposition unter bestimmten Bedingungen möglich. Wenn die Fraktur oder die Frakturen im bezahnten Bereich liegen und der Gegenkiefer nicht frakturiert ist, kann über diesen eine Einstellung der Frakturfragmente erfolgen. An Kiefermodellen kann die Form des Zahnbogens beurteilt und eine Einstellung der frakturierten Fragmente durchgeführt werden. Diese Gipsmodelle werden im Frakturbereich gesägt und am Gegenkiefer über die Verzahnung und Schliffflächen eingestellt. An diesen neu eingestellten Modellen werden die Schienen im Labor vorgefertigt (Abb. 1.12). Sind beide Kiefer gebrochen oder ist die Bezahnung unvollständig,

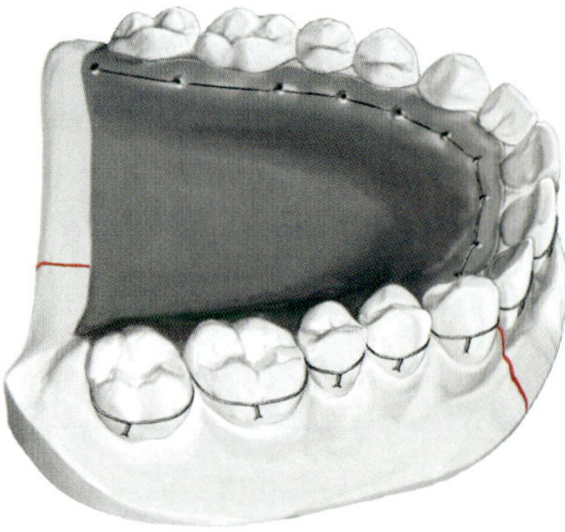

■ **Abb. 1.13** Gaumenplatte auf gesägtem Gipsmodell

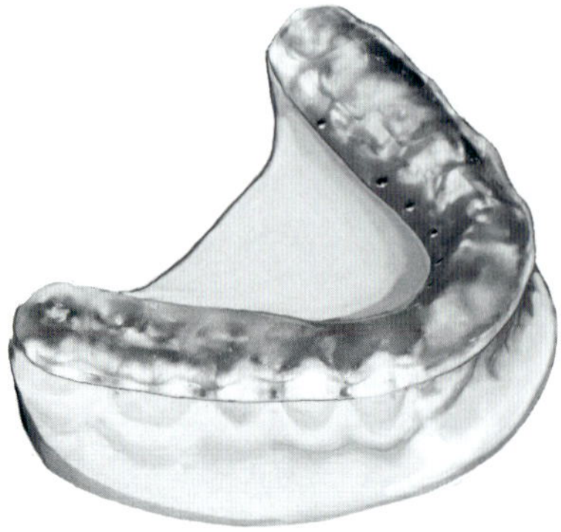

■ **Abb. 1.14** Kunststoffschiene mit Einbeziehung der Okklusion

kann nur eine Näherung an die prätraumatische Position erreicht werden.

Die Reposition über die Okklusion ergibt entfernt von derselben, d.h. z.B. am Unterkieferrand oder am Gelenkkopf, unsichere Ergebnisse. Kleine Fehler im Okklusionsbereich wirken sich einige Zentimeter entfernt in klaffenden Bruchspalten aus. Fragmente, die mit der Okklusion nicht in Zusammenhang stehen, können gar nicht bzw. nur mäßig über Weichgewebe reponiert werden.

Die konservativen Methoden der Reposition können auch als Erstversorgungsmaßnahmen durchgeführt werden. Dies ist dann angeraten, wenn eine operative Versorgung aus örtlichen Gegebenheiten nicht erfolgen kann oder der Allgemeinzustand bzw. die Triage der Eingriffe nur eine verzögerte Operation zulassen. Die Instrumente der Reposition können, wenn die Röntgenkontrolle befriedigend ist, auch als Retentionselemente belassen werden.

Kunststoffplatten als Repositions- und Retentionselemente

Im Oberkiefer können an Gipsmodellen Gaumenplatten aus Polymethylmethacrylat angefertigt werden (■ Abb. 1.13). Im Unterkiefer liegen die Platten der Innenseite der Zähne und dem Alveolarfortsatz an. Die Platten haben im Interdentalbereich Löcher, die so gebohrt sind, dass sie jeweils unter den Zahnkontaktpunkt weisen. Die Kunststoffplatten können pro Zahn dann jeweils mit einer Drahtschlinge an die Schienung oder auch nur an die Zähne fixiert werden. Liegt eine Dislokation vor, muss der frakturierte Teil am Gipsmodell abgetrennt und in die gewünschte Position gebracht werden. Verschiebungen in allen Raumrichtungen sind evtl. nötig. Ein Einbeziehen der Okklusionsflächen ist möglich und bei Höhenverschiebungen günstig. Jede Interposition in der Okklusionsebene erfordert jedoch zur exakten Einstellung des Gegenkiefers ein gelenkbezüglich korrektes Montieren der Modelle im Artikulator, da es sonst zu Okklusionsstörungen kommt, wenn der Okklusionsflächenausgleich entfernt wird. Die Abnahme eines Gesichtsbogens zur achsengerechten Einstellung im Artikulator kann aber beim Unfallpatienten schwierig oder unmöglich sein. In diesem Falle ist bei guter Bezahnung auf eine Interposition von Kunststoff zwischen die Zahnreihen – eine so genannte Bisserhöhung – besser zu verzichten. Bei geringer Bezahnung kann eine okklusale Kunststoffschiene oder die Einbeziehung der Okklusion in eine Ober- oder Unterkieferplatte die Verzahnung gut festlegen bzw. sichern (■ Abb. 1.14). Am nicht frakturierten Kiefer, der nur als Repositions- und Retentionslager dient, genügt stets eine einfache Drahtschiene.

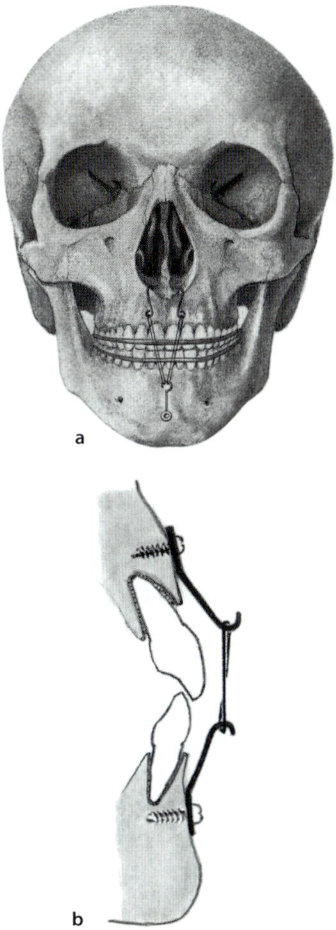

Abb. 1.15a, b IMF-Schrauben und Haken nach Dal Pont (**a**) und Otten (**b**)

Besonderheiten am Unterkiefer

Durch den Zug der Mm. masseteres besteht eine Neigung zur Lateralbewegung der Unterkieferbasis. Dies führt zum Klaffen des Bruchspalts am Unterkieferrand. Weiterhin besteht insbesondere bei Brüchen der Rami oder Gelenkfortsätze und gleichzeitigen Brüchen im vorderen Korpusbereich eine Neigung zur Erweiterung des Zahn- und Unterkieferbogens. Mit rein konservativen Repositions- und Retentionsmaßnahmen ist dieser Tendenz schwer entgegenzuwirken. Es muss jedenfalls im Molarenbereich ein Kreuzbiss vermieden werden. Die linguale Kunststoffschiene muss in diesen Fällen durch eingearbeitetes Metall in ihrer Steifigkeit verbessert werden.

Als Verankerung für die IMF können auch **Schrauben** mit Löchern im Schraubenkopf verwendet werden. Weiterhin sind die **Haken** nach **Otten** in Gebrauch, die mit Schrauben im Kieferknochen verankert werden (Abb. 1.15) (Otten 1981). Die Haken bzw. die Schraubenköpfe ragen aus der vestibulären Schleimhaut. Die Schrauben sollen senkrecht zur Zugrichtung der IMF gesetzt werden, um eine Belastung der Gewinde durch den Zug zu vermeiden. Eine Einschraubtiefe von 10 mm ist für die üblichen 2 mm-Schrauben empfehlenswert. Es können eine mediane Schraube oder mehrere Schrauben pro Kiefer gesetzt werden. Im Oberkiefer ist neben dem Bereich der Spina nasalis der paranasale Pfeiler gut geeignet. Die Wurzeln der Zähne sind in jedem Fall zu schonen. Im Unterkiefer muss weiter auf die Nn. mentales geachtet werden. Als Zugang für die Exposition des Knochens – falls überhaupt nötig – genügen im Oberkiefer und medianen Unterkieferbereich senkrechte Schnitte.

Je schlechter die Verzahnung ist, desto mehr Haken bzw. Schrauben müssen gesetzt werden. Da die Schraubenköpfe bzw. Haken bukkal der abstützenden Okklusion liegen, kann es beim Festziehen des sie verbindenden Drahts zu einer nach bukkal wirkenden Kraft kommen. Dies kann zu Fragmentdislokationen führen.

Bei zahnlosen Patienten oder teilbezahnten Patienten können Prothesen am Kiefer fixiert und dann eine IMF durchgeführt werden. Im Oberkiefer sollen Prothesen an den Kiefer mit 2 mm-Schrauben fixiert werden. Dies erfolgt am Gaumen oder Alveolarfortsatz. Eine Fixation ist auch an Drahtaufhängungen möglich. Im Unterkiefer können Prothesen angeschraubt oder durch Drahtumschlingungen fixiert werden (Abb. 1.16).

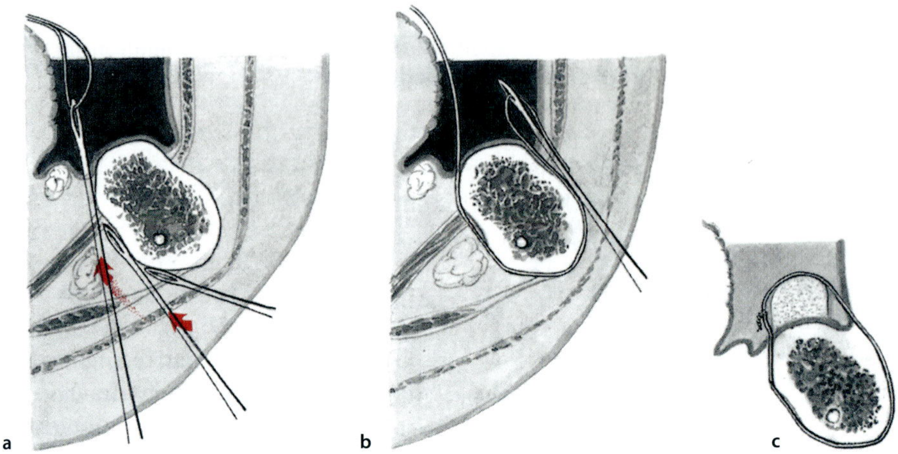

Abb. 1.16a–c Applikation des Circumferential wiring

1.6.2 Geschlossene Retention

Schienungen und Intermaxilläre Fixation

Die genannten Schienungen zur Reposition können als Retentionselemente verwendet werden. Draht oder Gummis sind für die IMF in Verwendung. Gummi hat den Vorteil, dass die IMF immer fest bleibt, wenn genügend viele Gummis verwendet werden. Sind die Zähne nicht abgestützt, entsteht jedoch eine »orthodontische« Komponente. Draht muss gewöhnlich öfter nachgezogen werden. Jede zahnverankerte IMF hält über die Parodontien. Zusammen mit der ungünstigen Wirkung der Drähte zwischen den Zähnen und der erschwerten Mundhygiene sind dies parodontologisch ungünstige Therapieformen.

Im Milch- und Wechselgebiss sind Schraubenverankerungen wegen der Zahnkeime schwierig anzubringen. Die Schienenfixation an Milchzähnen ist manchmal wenig stabil. Schienen können zusätzlich die Zähne fassen und zementiert werden. Auch die Drahtumschlingung zur Fixierung einer Tiefziehschiene, an der Häkchen für die IMF angebracht sind, kann im Milchgebiss hilfreich sein (Abb. 1.16).

Semikonservative Methoden

Besteht ein Frakturtyp mit insgesamt mobilem Oberkiefer, so kann ohne offene Frakturreposition über Drahtaufhängungen eine IMF wirksam verankert werden. Zum nächsten stabilen Knochenteil muss jeweils eine Drahtschlinge gelegt werden, die im Vestibulum oris freiliegt. Die Verankerung kann an Bohrlöchern der Apertura piriformis, infraorbital oder lateroorbital, über Drahtumschlingungen der Jochbögen und nach Kufner an einer im Bereich der Glabella inserierten Schraube angebracht werden (Abb. 1.17) (Kufner 1970). Die hohen Aufhängungen erfolgen mit Ahlen, die auch am Unterkiefer für Drahtumschlingungen Einsatz finden (Cave! N. mentalis und Einfädeln in den Frakturbereich). Dabei wird 0,4 mm starker Draht verwendet (Abb. 1.17).

Die Retention soll beim Erwachsenen 6 Wochen belassen werden. Bei Trümmerfrakturen oder ungünstiger Reposition können auch 8 Wochen erforderlich sein. Wöchentliche Kontrollen sind nötig. Der Patient muss ein Instrument zum Öffnen der IMF (Drahtschere) mit sich tragen. Auch Angehörige müssen über dessen Handhabung informiert sein. Man muss mit einer Gewichtsabnahme in der Behandlungszeit rechnen, bei Normalgewichtigen etwa 5 kg.

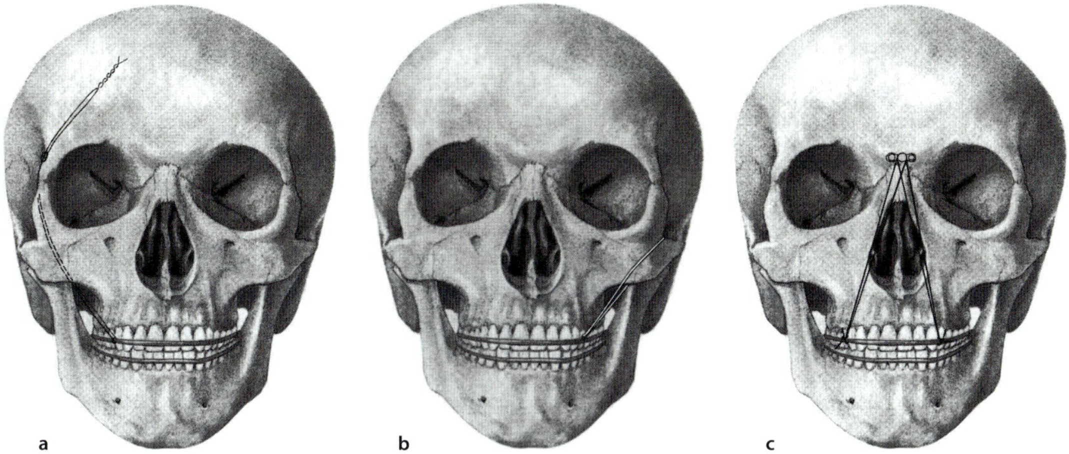

Abb. 1.17a–c Aufhängungen im Mittelgesicht. **a** Frontomaxilläre Aufhängung. **b** Zygomatikomaxilläre Aufhängung. **c** Kufner-Aufhängung

Es bestehen **Kontraindikationen** für die IMF über den erforderlichen Zeitraum bei unwilligen oder unzuverlässigen Patienten, Patienten mit Geisteskrankheiten, Süchtigen, Patienten mit Anfallsleiden, bei Lungenerkrankungen mit reduzierter Sauerstoffsättigung und mit starkem Auswurf, bei reduziertem Ernährungszustand und in der Schwangerschaft.

Die konservativen Behandlungsmethoden sind heute wenig in Gebrauch. Sie müssen dem Patienten jedoch als Behandlungsoption angeboten werden! Die Schienungsmethoden können die operative Therapie bei der Reposition und Einstellung der Okklusion während der Osteosynthese unterstützen.

Fixateur externe

Als minimal-invasive Methode der Osteosynthese kommen auch externe Fixateure infrage. Dabei werden über die Haut Bohrdrähte in das Gesichtsskelett eingebracht. Diese werden nach radiologisch kontrollierter Reposition der Fragmente mit Gestängen verbunden und fixiert (Kruger 1974) (Abb. 1.18). Bei stark beeinträchtigter Weichgewebedeckung der Knochen wird wegen der geringen Exposition des Knochens und Ablösung des Periosts diese Methode von einigen Chirurgen gepflegt. Letzteres gilt auch für die konservative Bruchversorgung bei Trümmerfrakturen. Es kann nach Stabilisierung der Weichgewebeverhältnisse auch eine offene Reposition bzw. Retention folgen. Mit den Fortschritten der offenen Reposition und inneren Osteosynthese wird die Methode der externen Fixation in der Traumatologie des Gesichts nur noch selten angewandt.

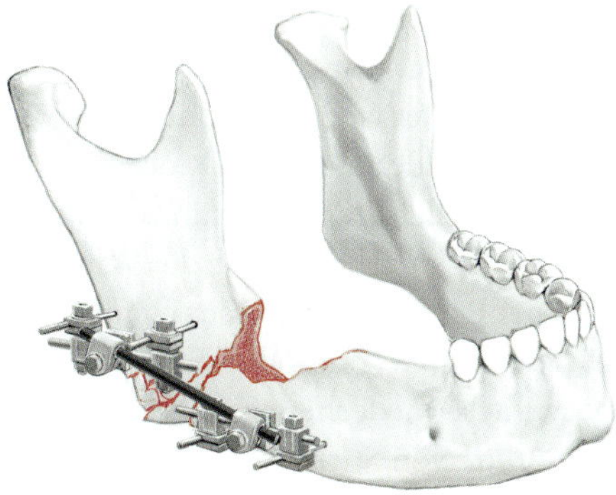

Abb. 1.18 Fixateur externe

1.6.3 Offene Reposition

Die offene Reposition hat in Kombination mit den Methoden der inneren Fixation die Therapie der Frakturen des Gesichtsschädels auf ein höheres Qualitätsniveau gehoben. Die Wiederherstellung der Anatomie der Hartgewebe verbessert auch die funktionellen Ergebnisse in den meisten Bereichen. Die Behandlungszeiten werden verkürzt und die Belastung für den Patienten reduziert.

> **Für die offene Reposition gelten einige allgemeine Grundsätze: Es sollten möglichst alle Frakturen, die zusammenhängende Knochen betreffen, exponiert werden, bevor man mit der Reposition beginnt. Dabei muss das Gesichtsskelett in allen 3 Dimensionen korrekt wiederhergestellt werden.**

Die korrekte **Höhe** des Gesichtsskeletts kann bevorzugt an den Pfeilern erkannt und wiederhergestellt werden, d.h. am Stirn-, Nasen- und Jochbeinpfeiler. Weiter ist die Höhe durch den Ramus der Mandibula definiert. Sind Jochbein-, Stirn- und Nasenpfeiler stark zertrümmert, darf zur Sicherung der korrekten Höhe die Mandibula im Bereich der Rami und Processus condylares nicht verkürzt sein bzw. muss durch Reposition und Osteosynthese wiederhergestellt werden.

Die **Breite** von Stirn, Nase, Jochbeinen sowie der Zahnbögen und der Unterkieferbasis muss wiederhergestellt werden. Die Orientierung kann jeweils am wenigsten zerstörten Bereich erfolgen und schrittweise zum am stärksten dislozierten Areal fortschreiten.

Die Jochbeine und Jochbögen in ihrem gesamten Verlauf geben bei korrekter Reposition Schlüsselpositionen für die **posterior-anteriore Dimension**. Die lateralen Orbitawände und die Mandibula bilden zudem anatomische Landmarken, die gut überprüfbar wiederhergestellt werden können.

Die Wiederherstellung der korrekten **Okklusion** ist fixer Bestandteil des Behandlungsplans. Sie allein garantiert jedoch keinen der oben genannten Punkte. Die zahntragenden Teile können in korrekter Verzahnung in allen Richtungen verlagert sein. Es ist auch darauf zu achten, dass die Zahnbogenbreite stimmt und nicht nur die Verzahnung. Es kann z.B. zu starker Verbreiterung des Gesichts kommen, wenn der zertrümmerte Oberkiefer an einen zu weiten Unterkiefer angepasst wird oder umgekehrt. Dies kann typischerweise der Fall sein, wenn beidseitige Gelenkfortsatzbrüche und paramediane Unterkieferfrakturen vorliegen, die nicht oder ungenügend reponiert werden.

Die Zugänge werden jeweils bei den speziellen Brüchen beschrieben. Allgemein gilt, dass man sie so wählen soll, dass sie erweiterbar sind. Nicht sichtbare (orale) oder kaum sichtbare (behaarter Bereich) Zugänge sind zu bevorzugen. Die Erhöhung des Risikos einer schlechteren Frakturversorgung durch schlechtere Exposition der Fraktur ist mit dem Patienten zu besprechen.

Selten wird nach offener Reposition keine innere Fixation durch Osteosynthese erfolgen. Es ist dies jedoch bei einigen Frakturen möglich. Nach Reposition von Frakturen des Orbitabodens kann dieser stabil sein. Jochbogen- und Jochbeinfrakturen können nach Hakenreposition »einschnappen« und man kann auf Retentionen evtl. verzichten. Selten folgt auf eine offene Reposition eine konservative Retention – es wurden z.B. nach offenen Gelenkfortsatzrepositionen intermaxilläre Fixierungen angegeben. Fast immer folgt auf die offene Reposition die Retention mit einer Osteosynthese.

1.6.4 Osteosynthesen

Es sind verschiedene Methoden zur inneren Fixierung der Bruchfragmente gebräuchlich:
- Drahtosteosynthesen
- Bohrdrahtfixierungen
- Schrauben- und Plattenosteosynthesen

Man unterscheidet rigide von nichtrigiden Osteosynthesen.

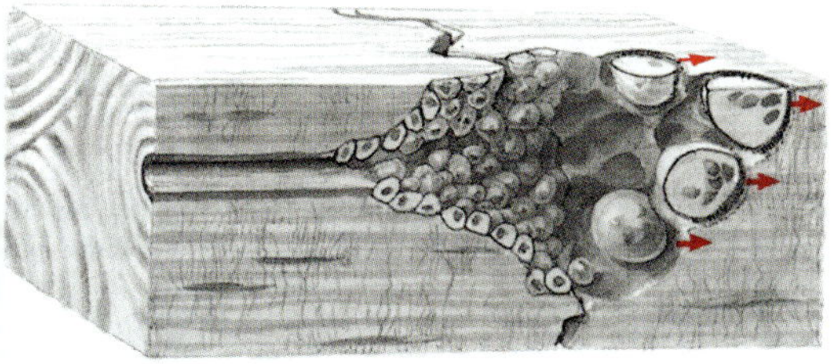

Abb. 1.19 Primäre Knochenbruchheilung. »Osteonenbohrkopf« beim Durchwandern der Frakturfragmente

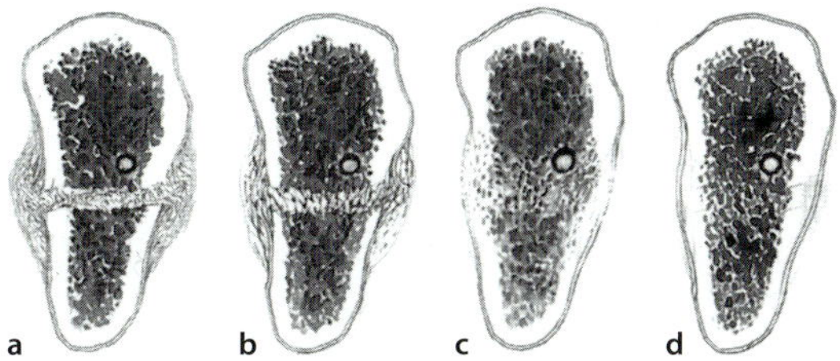

Abb. 1.20a–d Sekundäre Knochenbruchheilung. **a** Hyperämie des Gefäßbindegewebes mit Ausbildung von Granulationsgewebe (aseptische Entzündung). **b** Demineralisation und initiale Osteoblastenaktivierung infolge der Entzündungsazidose; Frakturenden sind noch verschieblich. **c** Kallusbildung, Entstehung eines unregelmäßig angeordneten Geflechtknochens durch Mineralisation von Faserknorpel. **d** Ab der 4. Woche Differenzierung zu lamellärem Knochen; Remodeling mit Ausbildung der ursprünglichen trajektoriellen Zug- und Drucksysteme

Rigidität

Rigide Osteosynthesen stabilisieren die Fraktur so, dass keine Bewegung am Bruchspalt erfolgt, wenn der Bruch durch Funktion belastet wird. Eine rigide Osteosynthese geht bei korrekter spaltfreier oder nahezu spaltfreier Reposition mit einer kallusfreien Knochenbruchheilung einher. Es kommt zu einer direkten Knochenbruchheilung. Es bilden sich neue Havers-Systeme über den Bruchspalt hinweg. Schließlich wird die Region komplett remodelliert. Besteht bei rigider Osteosynthese ein kleiner Spalt, so kann dort lamellärer Knochen abgelagert werden und die Havers-Systeme werden ebenfalls den Spalt überbrücken (Spaltheilung), ohne dass externer Kallus gebildet wird (Rahn et al. 1971) (Abb. 1.19). Kompressionsosteosynthesen mit Platten oder Schrauben (Becker 1974, Luhr 1968), Osteosynthesen mit Rekonstruktionsplatten mit mindestens 3 Schrauben pro Fragment im Unterkiefer sind Beispiele rigider Osteosynthesen. Auch eine 4-Loch-Stabilisationsplatte am Unterkieferrand kombiniert mit einer 4-Loch-Miniplatte (2 mm-System) in der Apikalregion der Zähne sind bei einfacher Korpusfraktur rigide. Bei Kieferwinkelfrakturen gilt dies auch für 2 Miniplatten, eine kaudal, die andere auf der Linea obliqua.

Im Mittelgesicht können rigide Osteosynthesen mit mehreren 1,5 oder 2,0 mm Plattensystemen erreicht werden.

Nichtrigide Osteosynthesen gehen mit einer Mobilität der Frakturfragmente bei Belastung einher. Je nach Typ der Osteosynthese und Ort der Anwendung sowie individuell ist das Ausmaß der Beweglichkeit unterschiedlich. Drahtosteosynthesen am Unterkiefer z.B. erlauben keine Funktionsbelastung. Es ist eine zusätzliche IMF zur Retention erforderlich, um eine Bruchheilung in reponierter Stellung zu garantieren. Bei Jochbeinfrakturen können aber Drahtosteosynthesen der funktionellen Belastungen beim Kauen standhalten. Am Unterkiefer wiederum kann eine Miniplatte (2 mm-System) am Margo anterior bei Kieferwinkelfrakturen (Champy et al. 1975, Michelet et al. 1973) einer funktionellen Belastung standhalten, auch wenn sie nicht rigide ist. Da im Mittelgesicht kaum die Fraktur dislozierende Kräfte bei funktioneller Belastung auftreten, genügen Osteosynthesen mit mehreren Miniplatten, um funktionsstabile Osteosynthesen zu erreichen.

Bei Bewegung am Bruchspalt nach nichtrigider Osteosynthese erfolgt eine indirekte Bruchheilung: Es bildet sich externer und interner Kallus, und es kommt schrittweise zur Ausreifung des Kallus vom Bindegewebe über Knorpel zu Knochen (Abb. 1.20).

Lastaufnahme

Lasttragende Systeme erfüllen das Kriterium, dass das Osteosynthesematerial die Last bei funk-

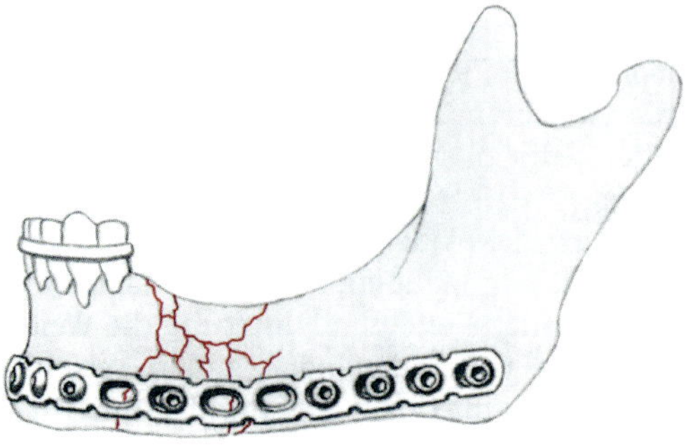

Abb. 1.21 Lasttragende Osteosynthese mit Überbrückungsplatte bei Trümmerfraktur des Unterkiefers

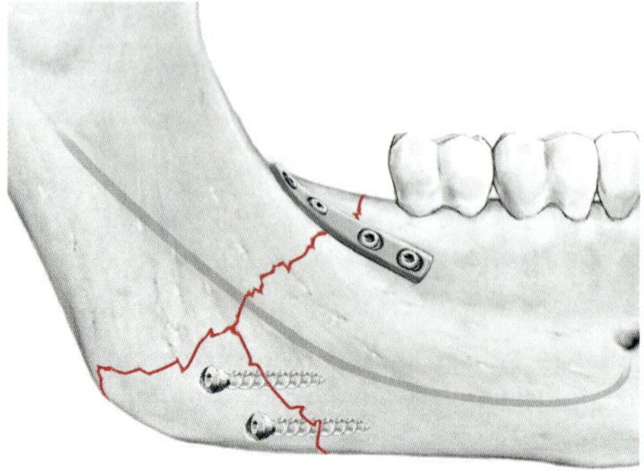

Abb. 1.22 Simplifizierung von Mehrfachfrakturen, teillasttragende Osteosynthese. Keilförmiges Fragment durch Zugschrauben stabilisiert. Miniplattenosteosynthese an der Linea obliqua des Unterkiefers

tioneller Beanspruchung über den Bruch hinweg komplett aufnimmt und nicht der Knochen die Last im Bruchbereich teilweise trägt. Bei Defektfrakturen oder schweren Trümmerfrakturen ist der Knochen nicht imstande, die Last zu tragen. Eine Osteosyntheseplatte, die diesen Bereich überbrückt, muss hier die Belastung für die Zeit der Bruchheilung bzw. bis zur Knochentransplantation ausschließlich tragen. Es sind dafür spezielle starke Rekonstruktionsplatten auf dem Markt. Diese sind zum Teil vorgeformt, um die schwierige intraoperative Adaptation zu erleichtern. Die verwendeten Schrauben liegen im Allgemeinen im Durchmesser zwischen 2,3 und 2,7 mm. Es müssen ebenfalls mindestens 3 Schrauben pro Frakturseite, entfernt von der Trümmerzone, appliziert werden (Abb. 1.21).

Teillasttragende Systeme bedingen Anwendungen, bei denen der Knochen einen Teil der Last trägt: Bei Belastung der Fraktur hängt das Ausmaß der Last, die der Knochen tragen kann, von seiner Dicke, aber auch von seiner Qualität ab. Osteoporose, Infektionen, Reife des Knochens u.a. spielen dabei eine Rolle. Platten, die über das Prinzip der Lastaufnahme durch den Knochen nur auf Zug belastet werden, können geringere Dimensionen aufweisen. Im Unterkiefer genügen dazu z.B. 2,0 mm Plattensysteme (Minisysteme). Durch Osteosynthese von Einzelfragmenten, z.B. mit Zugschrauben, zu einem stabilen Knochenblock, kann ein vorher nicht belastbarer Frakturbereich für eine Osteosynthese, die den Knochen mitbelastet, geeignet gemacht werden (Abb. 1.22).

Plattentypen

Kompressionsplatten werden bevorzugt am Unterkiefer verwendet (Becker 1974, Luhr 1968), ihre Anwendung wurde aber auch an der Sutura frontozygomatica beschrieben. Die Platten – meist 4-Lochplatten – haben Gleitlöcher, in denen die Schrauben beim Anziehen zum Bruchspalt wandern (Abb. 1.23). Dadurch kommt es zu einer Kompression der Knochenteile. Die Schrauben sind bikortikal inseriert. Nach Setzen der Kompressionsschrauben werden die weiteren Schrauben neutral eingebracht, d.h. die Bohrung erfolgt bereits bruchspaltnah im ovalen Schraubenloch. Die Kompression unter der Platte führt in Kombination mit der Verzahnung im Bruchspalt zu einer hohen Stabilität. Mit zunehmender Entfernung des Bruchspalts von der Platte wird die Kompression geringer, sodass es auf der ihr abgewandten Seite des Knochens zu einem Klaffen kommen kann. Wegen der nötigen bikortikal eingesetzten Schrauben ist am Unterkieferkörper die Anwendung nur unterhalb der Zahnwurzeln und im Seitenzahnbereich kaudal des N. alveolaris inferior möglich. Um ein Klaffen des Bruchspalts im Bereich des Alveolarfortsatzes zu ver-

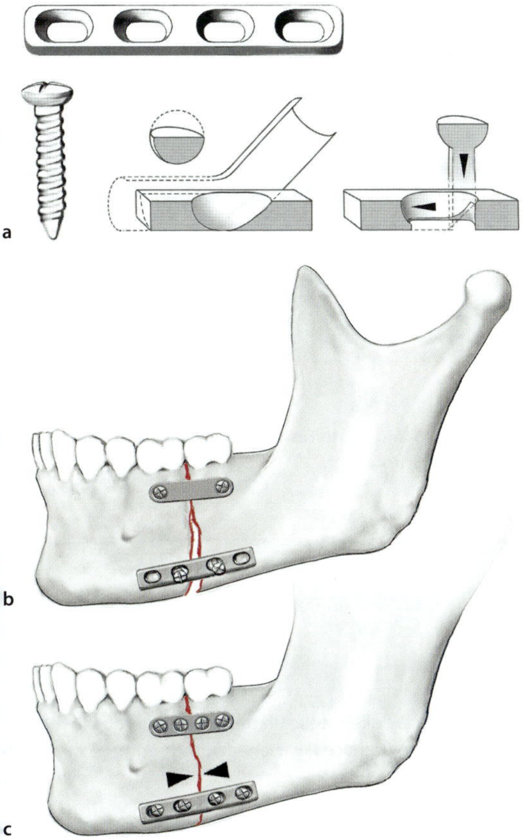

■ Abb. 1.23a–c **Kompressionsplatten. a** Gleiten der Schraube im Loch einer Kompressionsplatte. **b** Osteosynthese: Anlegen einer Zuggurtungsplatte und Kompression mit 2 Schrauben über die Kompressionsplatte. **c** Setzen von 2 neutralen Schrauben in der Kompressionsplatte

hindern, wird dort vor der Kompression eine Zuggurtung angebracht. Es ist dies eine Schienung der Zähne oder eine monokortikal fixierte Miniplatte als Zuggurtungsplatte. Zur Verhinderung eines lingualen Klaffens wird die Kompressionsplatte so gebogen, dass sie im Frakturbereich etwa 1–2 mm vom Knochen absteht (■ Abb. 1.24). Beim Festziehen der Schrauben kommt es dann auch zu einer Kompression auf der lingualen Seite. Wegen der nötigen Rigidität der Platten ist ein exaktes Biegen erforderlich. Am Ramus mandibulae und im Bereich des Gelenkfortsatzes können Kompressionsplatten

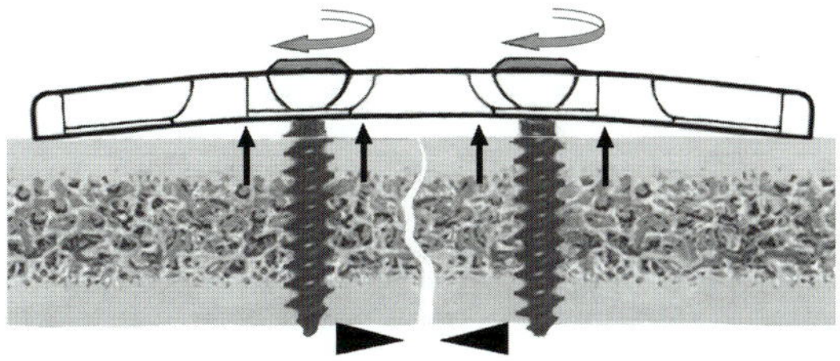

■ **Abb. 1.24** Linguale Kompression durch Überbiegen der Platte. Plattenferne Kompression beim Festziehen von Schrauben in einer stabilen überbogenen Platte

ebenfalls verwendet werden, wobei am Processus condylaris keine Zuggurtung erforderlich ist.

Um mit einer Platte am Unterkieferrand auch im Alveolarfortsatzbereich eine Kompression zu erzeugen, können die Platten auch Kompressionslöcher besitzen, die in einem Winkel von 45° zur Längsachse der Platten liegen. Nach der axialen Kompression über die bruchnahen Löcher erfolgt dann die Kompression nach kranial über die seitlichen Gleitlöcher (DECP-Platten).

Platten, über die nicht komprimiert wird, können grundsätzlich als **Stabilisationsplatten** bezeichnet werden. Die Dimension, die sie haben müssen, um eine funktionsstabile Osteosynthese zu erreichen, hängt u.a. vom Ort ihrer Applikation ab.

Die Reduktion der Plattengröße auf so genannte **Miniplatten** und monokortikale Schrauben mit 2 mm Durchmesser wurde durch die Applikation im Zugbereich der Unterkieferbelastung möglich. Hier genügt nach Champy eine Miniplatte (Champy 1983). Zumindest im interforaminalen Bereich verwendet man zur Neutralisierung der Rotationskräfte 2 Miniplatten. Für den Ramus- und Kondylusbereich wurden die Zug- und Druckbelastungen ebenfalls definiert (Meyer et al. 2008). Wegen der hier ebenfalls auftretenden Rotationskräfte werden 2 Platten oder spezielle, deltaförmige oder y-förmige Platten empfohlen (■ Abb. 1.25).

Nach dem Prinzip der Lastteilung wird die Kraft beim Kauen durch Kompression des Bruchspalts auf den Knochen übertragen und die Platte

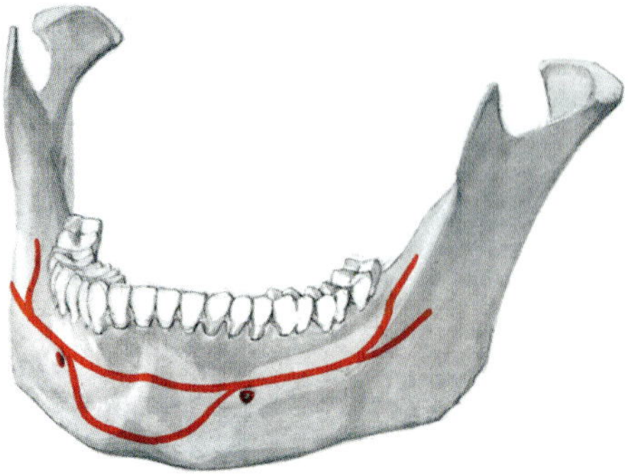

a

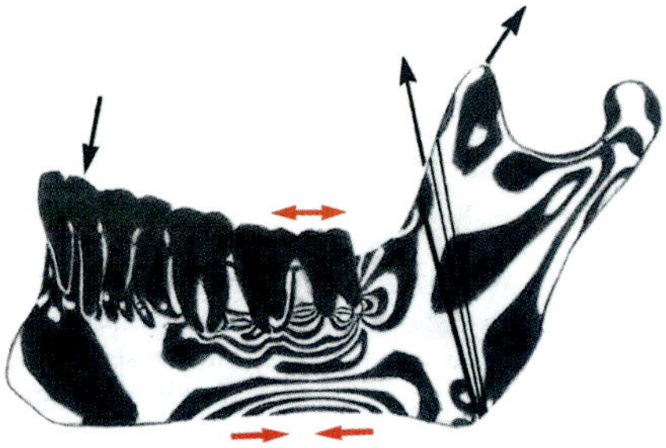

b

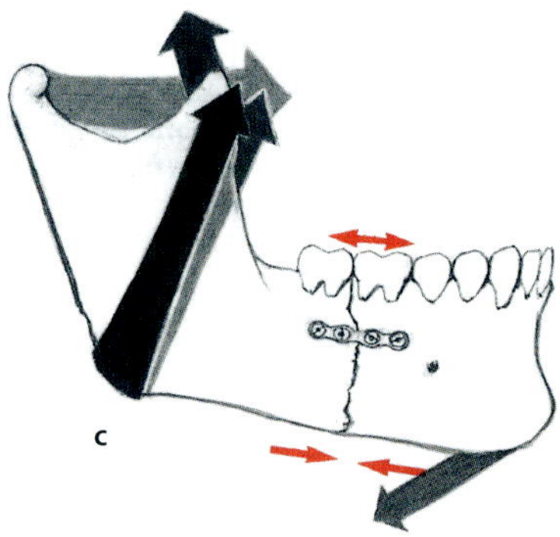

c

Abb. 1.25a–c Miniplattenosteosynthese am Unterkiefer. **a** Idealbereiche der Miniplattenapplikation am Unterkiefer. **b** Spannungslinienverlauf im Unterkiefer nach Küppers bei Belastung der Frontzähne (←→ Zugspannung, →← Druckspannung). **c** Zugrichtung der Muskelansätze am Unterkiefer mit den dadurch bedingten Spannungsverteilungen bei Unterkieferquerfraktur (←→ Zugspannung, →← Druckspannung)

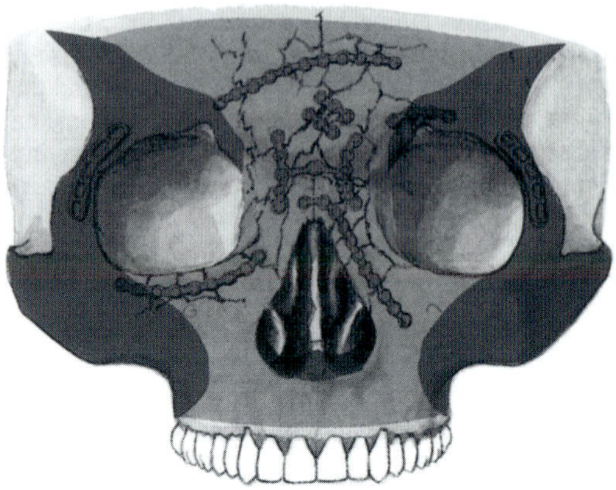

Abb. 1.26 Miniplattenosteosynthese im Mittelgesicht und an der Stirn

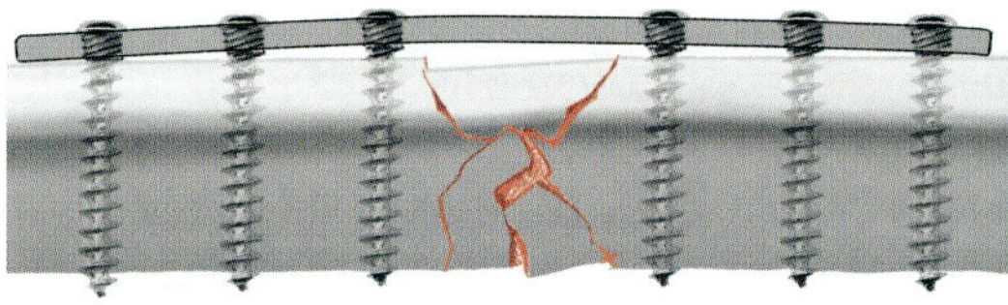

Abb. 1.27 Winkelstabile Platte. Unverändert bleibende Frakturfragmente nach Festziehen von »locking«-Schrauben in winkelstabilen Platten

im Sinne der Zuggurtung belastet. Wird eine zweite Miniplatte angebracht, ist dieses Prinzip durchbrochen. Sie sollte dann jedenfalls möglichst weit entfernt von der Platte, die in der Zugbelastung liegt, angelegt werden, um die größte Stabilität in einer Zweipunktfixierung zu erzielen.

Im Mittelgesichtsbereich genügen für funktionsstabile Osteosynthesen auf jeden Fall Miniplatten der 2,0 mm-Systeme. Selbst bei Überbrückung von Mehrfachfrakturen sind nur diese zur Stabilisierung erforderlich. Sie können auch durch 3 D-Systeme kleinerer Dimension ersetzt werden (Abb. 1.26). Letztere haben durch Querverbindungen in Form quadratischer und rechteckiger Platten eine erhöhte Stabilität. Sonst genügen im Mittelgesicht Systeme mit Schrauben der Dimension 1,0–1,5 mm. Die Dimensionen beziehen sich prinzipiell auf die Schraubendurchmesser. Es sind jedoch auch Plattensysteme am Markt, die bei unterschiedlicher Plattendicke eine einheitliche Schraubengröße besitzen. Dies erleichtert die Anwendung eines Systems. In Bereichen geringer Weichgewebedeckung sollten die kleinsten Plattensysteme bzw. besonders flache Platten angewandt werden. Dies ist an der Nase und in-

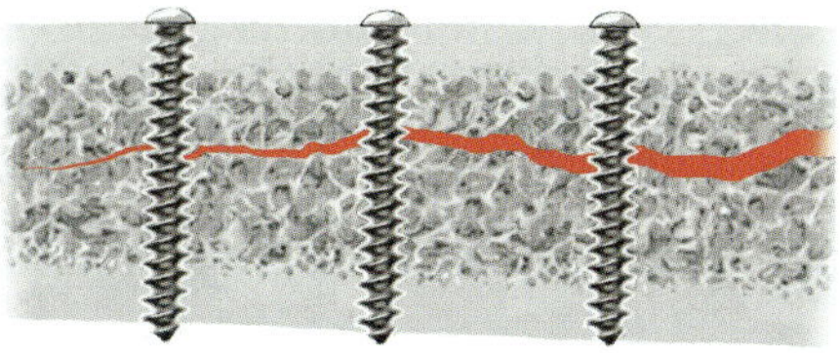

Abb. 1.28 Stellschraubenosteosynthese. Applikation von Stellschrauben. Erhaltung des Bruchspalts (oder Osteotomiespalts), da in beiden Fragmenten Gewindegänge bestehen

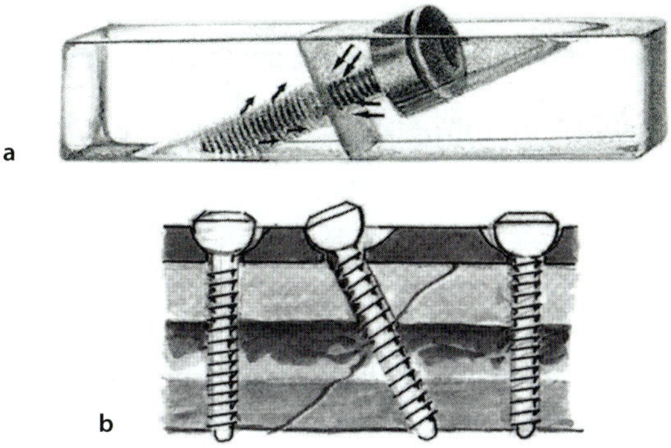

Abb. 1.29a, b Zugschraubenosteosynthese. **a** Idealposition der Zugschraube. Bikonvexe Unterlegscheibe **b** Zugschraube kombiniert mit Metallplatte

fraorbital der Fall und gilt ebenso für den Stirnbereich.

Winkelstabile Platten (Abb. 1.27) sind Systeme, in denen die Schrauben mit einem Gewinde oder einem anderen Mechanismus, z.B. durch Klemmung, mit der Platte stabil verbunden sind. Es können auch konventionelle Schrauben mit diesen Platten verwendet werden. Mehrere Vorteile sind im Prinzip mit diesem System verbunden. Bei konventionellen Schrauben-Platten-Systemen wird die Platte durch die Schraube an den Knochen gepresst. Kommt es zu Resorptionen an den Kontaktpunkten, wird die Platte locker. Dies ist bei einem festen Platten-Schrauben-Verbund nicht der Fall, und die Platte trägt weiterhin Last. Ebenso werden insbesondere bei Platten stärkerer Dimension beim Festziehen konventioneller Schrauben Fragmente gegen die Platte bewegt und damit disloziert. Dies macht auch bei dicken Platten, die z.B. in Trümmerzonen lasttragend verwendet werden, ein exaktes Anbiegen erforderlich, was sehr schwierig ist. Bei winkelstabilen Platten ist dieses Anbiegen nicht so exakt erforderlich, da die Schrauben die Frakturfragmente beim Festziehen nicht dislozieren. Auch das Ausmaß der Stabilität bei Überbrückung von Defekt- oder Trümmerzonen wird mit diesem System erhöht. Für letztere Anwendung haben sich diese Systeme bereits z. T. durchgesetzt. Ob winkelstabile Plattensysteme in kleinerer Dimension angewandt werden können als konventionelle und ob bei anderer Anwendung die genannten theoretischen Vorteile auch klinisch überzeugend zum Tragen kommen, ist derzeit noch nicht nachgewiesen. Der theoretische Vorteil wird wegen der höheren Kosten noch nicht durchgehend genutzt.

Schraubentypen

Schrauben können als Stell- oder Zugschrauben zur Osteosynthese verwendet werden. **Stellschrauben** haben in den beiden zu verbindenden Fragmenten Gewindegänge, in denen sie halten. Sie verändern beim Festziehen die Position der Fragmente zueinander nicht (Abb. 1.28). Dies kann erwünscht sein, z.B. bei Schraubenosteosynthesen des osteotomierten Unterkieferramus in der orthognathen Chirurgie. Dort sollen die Fragmente nicht durch die Osteosynthese aus der eingestellten Position gebracht werden. Da die zusätzliche Stabilisierung durch den flächenhaften Knochenkontakt und die Verblockung durch die Interdigitation der Frakturfragmente fehlt, müssen mindestens 3 Schrauben zur Stabilisierung verwendet werden. Je weiter diese voneinander entfernt sind und je mehr sie ein gleichschenkeliges Dreieck bilden, desto stabiler ist die Osteosynthese.

Bei **Zugschrauben** wird im schraubenkopfnahen Fragment ein Gleitloch gebohrt, im schraubenkopffernen Fragment ein Gewindeloch. Das Gleitloch wird entweder größer gebohrt als das Gewindeloch, sodass die Gewindegänge nicht greifen (Abb. 1.29), oder es werden

Schrauben verwendet, die im Bereich des Gleitlochs im Querschnitt auf den Schraubenkern ohne Gewinde reduziert sind. Zugschrauben komprimieren die Fragmente beim Festziehen gegeneinander. Sie sollen möglichst senkrecht zur Fraktur gebohrt werden, um ein Gleiten der Fragmente zu verhindern. Die Stabilität ist abhängig von der Knochenqualität der komprimierten Fragmente und der Fläche des Knochenkontakts. Großflächige Schrägbrüche und stabile Kompakta bilden ideale Voraussetzungen. Eine zentrale Lage der Schraube verteilt die Kräfte am günstigsten auf die Bruchfläche. Bei günstiger Fragmentverzahnung genügt eine Schraube für die Osteosynthese im Unterkieferkörper oder im Processus condylaris (Eckelt 1981). Da bei der Resorption, z.B. nach Mikrobewegungen, eine Zugschraube keine Stabilität mehr bietet, werden – wo anwendbar – 2 Zugschrauben empfohlen. Bei exzentrischer Anwendung muss, wie bei Kompressionsplatten, eine Zuggurtung erfolgen.

Um im Schraubenkopfbereich eine Kraftübertragung zu erzielen, die eine Sprengwirkung auf den Knochen vermeidet, können bikonvexe Unterlegscheiben verwendet werden (Krenkel 1992) (◘ Abb. 1.29a).

Das Zugschraubenprinzip kann auch bei der Applikation von Schrauben in Platten angewandt werden. Um eine Kompression zwischen den Frakturfragmenten zu ermöglichen, muss die Zugschraube vor den anderen Schrauben gesetzt werden (◘ Abb. 1.29b).

Komplikationen bei Osteosynthese

Die Häufigkeit allgemeiner Komplikationen wird mit 2,5–3,5% angegeben (Ewers u. Härle 1985). **Repositionsfehler** führen zu Funktionsstörungen (Orbita, Gelenkfortsatz), zu Okklusionsstörungen und zu ästhetischer Beeinträchtigung. Außerdem kann es wegen des mangelhaften Kontakts der Fragmente zu Heilungsverzögerung und Instabilitäten, evtl. zu Pseudoarthrosen kommen.

Fehler der Reposition und fehlerhafte Osteosynthesetechnik sowie Fehleinschätzungen der nötigen Materialstärke führen über Materialermüdung zu **Plattenfrakturen oder Schraubenbrüchen**.

Werden die empfohlenen Prinzipien der Frakturversorgung nicht eingehalten, kann es zu **Instabilitäten der Osteosynthese** kommen. Der häufigste Fehler liegt in der ungenügenden Stabilität durch mangelhafte Reposition und damit mangelhafte Lastübernahme durch den Knochen. Ferner kann die Stabilität des Osteosynthesematerials bei lasttragenden Osteosynthesen, z.B. bei atrophem Unterkiefer oder bei Trümmerfrakturen, falsch eingeschätzt werden. Bei verzögerter Frakturversorgung kann bereits eine Ostitis vorliegen und der Knochen hat nicht mehr die Qualität, Last zu übernehmen, oder es kommt zu Resorptionen. Es müssen bei solchen Risiken stabile, lasttragende Osteosynthesen angewandt werden.

Beim Bohren im Knochen ist immer auf gute Spülung und Kühlung zu achten. Starker Druck ist beim Bohren zu vermeiden. Osteonekrosen führen sonst zu Schraubenlockerung.

Durch die Frakturversorgung selbst kann es zu **lokalen Infektionen** bei Nahtdehiszenzen kommen. Die Stabilität einer Frakturversorgung ist die beste Prophylaxe lokaler Infektionen. Bei partiell freiliegendem Osteosynthesematerial kann mit lokaler Wundbehandlung eine Ausheilung erzielt werden. Osteomyelitiden ohne vorbestehende Infektion sind extrem selten. Besondere **Risiken** bestehen:
- bei Immunsuppression
- nach Strahlentherapie
- unter Zytostatikatherapie
- bei Osteoporose
- während und nach einer Bisphosphonattherapie
- bei Diabetes mellitus

Da bei diesen Dispositionen die Knochenqualität schlecht oder die Infektabwehr reduziert ist, muss stabilen Osteosyntheseverfahren der Vorzug gegeben werden.

Zur **Nervenverletzung** kann es im Rahmen der Reposition oder der Osteosynthese kommen. Es ist daher ein präoperativer Status auch von forensischer Bedeutung. Um diesen erheben zu können, ist es im Zweifelsfall sinnvoll, einen beatmeten Patienten präoperativ aufwachen zu lassen. Die Entscheidung darüber wird aber immer individuell zu treffen sein. Besonders häufig gefährdet sind der N. infraorbitalis, der N. alveolaris inferior und der N. lingualis. Bei postoperativer Lage einer Schraube in Projektion auf den Nervkanal soll dies bildgebend weiter abgeklärt werden, bei Nachweis der Lage im Nervkanal und Sensibilitätsverlust soll eine solche Schraube umgehend entfernt werden. Bikortikale Schrauben haben in dieser Hinsicht ein höheres Risiko.

Zahnwurzelverletzungen sind durch korrekte Positionswahl von Schrauben zu vermeiden.

Ein Anbohren von Wurzeln muss jedoch nicht zum Zahnverlust führen. Ist der Zahn devitalisiert, soll er nach Entfernung der Schraube endodontisch versorgt werden. Im Milch- und Wechselgebiss ist die Verletzung von Zahnkeimen unbedingt zu vermeiden. Es stehen daher konservative Therapiemethoden mehr im Vordergrund. Eine Applikation von Schrauben ist am Unterkieferrand aber oft möglich und in Zusammenhang mit einer dentalen Schienung besteht dann eine funktionsstabile Fixierung.

Zahn im Bruchspalt

Teilretinierte Zähne, parodontal geschädigte Zähne, Zähne mit unvollständiger Wurzelbehandlung und Zähne mit apikaler oder parodontaler Ostitis sollen entfernt werden, wenn sie im Bruchspalt liegen. Es besteht Infektionsgefahr. Ansonsten werden Zähne, auch retinierte, bei der Bruchversorgung belassen. Eine besonders nachsorgende Kontrolle ist aber empfehlenswert (Kap. 2.4.7).

Literatur

Becker R (1974) Stable compression plate fixation of mandibular fractures. Br J Oral Surg 12: 13–23

Champion HR, Sacco WJ, Copes WS, Gann DS, Gennarelli TA, Flanagan ME (1989) A revision of the Trauma Score. J Trauma 29: 623–629

Champy M, Wilk A, Schnebelen JM (1975) Die Behandlung der Mandibularfrakturen mittels Osteosynthese ohne intermaxilläre Ruhigstellung nach der Technik von Michelet. Dtsch Zahn Mund Kieferheilk 63: 339–341

Champy M (1983) Biomechanische Grundlagen der Straßburger Miniplattenosteosynthese. Dtsch Zahnärztl Z 8: 358–360

Eckelt U (1981) Zugschraubenosteosynthese bei Unterkiefergelenkfortsatzfrakturen. Med Habilschr, Dresden

Ernst F (1932) Die Schienenverbände bei Ober- und Unterkieferbrüchen. In: Bruhn C, Kantorowicz A, Partsch C (Hrsg) Handbuch der Zahnheilkunde, 4. Aufl, Bd 1. Bergmann, München, S 115

Ewers R, Härle F (1985) Experimental and clinical results of new advances in the treatment of facial trauma. Plast Reconstr Surg 75: 25–31

Fries R (1973) Advantages of a basic concept in lip reconstruction after tumour resection. J Maxillofac Surg 1: 13–18

Gassner R, Tuli T, Hächl O, Rudisch A, Ulmer A (2003) Craniomaxillofacial trauma: a 10 year review of 9543 cases with 21067 injuries. J Cranio Maxillofac Surg 31: 51–61

Girotto JA, MacKenzie E, Fowler C, Redett R, Robertson B, Manson PN (2001) Long-term physical impairment and functional outcomes after complex facial fractures. Plast Reconstr Surg 108: 312–27

Hussain K, Wijetunge DB, Grubnic S, Jackson IT (1994) A comprehensive analysis of craniofacial trauma. J Trauma 36: 34–47

Krenkel C (1992) Axial ›anchor‹ screw (lag screw with biconcave washer) or ›slanted-screw‹ plate for osteosynthesis of fractures of the mandibular condylar process. J Craniomaxillofac Surg 20: 348–353**

Kruger GO (1974) Skeletal pin fixation. In: Textbook of oral surgery, 4. Aufl. Mosby, Saint Louis, S 343–345

Kufner J (1970) A method of craniofacial suspension. J Oral Surg 28: 260–62

Luhr HG (1968) Zur stabilen Osteosynthese bei Unterkieferfrakturen. Dtsch Zahnärztl Z 23: 754

McPherson KM, Levack W, Kersten P (2005) A new classification for outcomes in illness and injury. Hosp Med 66: 210–214

Meyer C, Zink S, Chatelain B, Wilk A (2008) Clinical experience with osteosynthesis of subcondylar fractures of the mandible using TCP plates. J Craniomaxillofac Surg 36: 260–268

Michelet FX, Deymes J, Dessus B (1973) Osteosynthesis with miniaturized screwed plates in maxillo-facial surgery. J Maxillofac Surg 1: 79–84

Nunez DB, Torres-Leon M, Munera F (2004) Vascular injuries of the neck and thoracic inlet: helical CT-angiographic correlation. Radiographics 24: 1087–1098

Otten JE (1981) Modifizierte Methode zur intermaxillären Immobilisation. Dtsch Zahnärztl Z 36: 91–92

Pape HC, Hildebrand F, Krettek C (2004) Decision making and priorities for surgical treatment during and after shock trauma room treatment. Unfallchirurg 107: 927–936

Rahn BA, Gallinaro P, Baltensperger A, Perren SM (1971) Primary bone healing. An experimental study in the rabbit. J Bone Joint Surg 53: 783–786

Rieger M, Sparr H, Esterhammer R, Fink C, Bale R, Czermak B, Jaschke W (2002) Modern CT diagnosis of acute thoracic and abdominal trauma. Radiologe 42: 556–563

Schuchardt K (1956) Ein Vorschlag zur Verbesserung der Drahtschienenverbände. Dtsch Zahn Mund Kieferheilkd 24: 39–44

Teasdale G, Jennett B (1974) Assessment of coma and impaired consciousness: a practical scale. Lancet 2: 81–84

Tscherne H, Wannske M, Nerlich M (1986) Wunde, Wundheilung, Wundbehandlung. In: Heberer G, Köle W, Tscherne H (Hrsg) Chirurgie, 5. Aufl. Springer, Berlin, S 55

Yang WG, Chen CT, de Villa GH, Lai JP, Chen YR (2003) Blunt internal carotid artery injury associated with facial fractures. Plast Reconstr Surg 111: 789–796

Spezielle Traumatologie

M. Rasse

J.-E. Hausamen et al. (Hrsg.), *Traumatologie des Mund-, Kiefer-, Gesichtsbereichs*,
DOI 10.1007/978-3-642-40571-6_2,

2

2.1 Frakturen des Stirnbeins und frontobasale Frakturen

Aus der Literatur ist eine hohe Inzidenz frontobasaler Mitverletzungen bei schweren Mittelgesichtsfrakturen bekannt. So konnte bei 4% der hohen Oberkieferfrakturen eine begleitende Basisfraktur mit Liquorrhoe nachgewiesen werden (Hausamen u. Schmidseder 1975). Diese Komplikation ergibt sich nicht nur wegen der engen topografischen Beziehung der knöchernen Strukturen, sondern auch wegen ihrer pathophysiologischen Verflechtung. Die Trajektorien des Mittelgesichts strahlen in die Schädelbasis ein; die feste Anheftung der Dura an den grazilen knöchernen Leisten begünstigt die Bildung von Liquorfisteln. Insbesondere Kräfte mit vertikalen Komponenten führen zu frontobasalen Verletzungen.

2.1.1 Klassifikation

Eine Einteilung der frontobasalen Frakturen, die neben dem Ort auch den Frakturverlauf berücksichtigt, hat Escher vorgeschlagen (Escher 1973). Die besondere Gefahr der frontobasalen Schädel-Hirn-Verletzungen besteht jedoch in der Einbeziehung der Nasennebenhöhlen in das Frakturgeschehen. Eine neuere Einteilung, die sich auf diese exakte Topodiagnostik der Rhinobasis bezieht, wurde von Oberascher erstellt (Oberascher 1993). Die Lokalisationen der Frakturen nicht nur in diagnostischer, sondern auch in therapeutischer Hinsicht, wurden entsprechend den einzelnen Regionen der Nasennebenhöhlen, wie in der Übersicht dargestellt, klassifiziert.

Lokalisationen der frontobasalen Frakturen

- Region I: Stirnhöhlenhinterwand
- Region II a: Lamina cribrosa
- Region II b: Siebbeindach
- Region III a: Keilbeinhöhlendach
- Region III b: Keilbeinhöhlenseitenwand und angrenzende Felsenbeinpyramide

Diese Klassifizierung scheint für den operativen Zugang sinnvoll, da man chirurgisch nicht nach Frakturtypen vorgeht, sondern entweder eine oder beide Seiten der vorderen Schädelbasis und die verschiedenen Regionen (I–III) inspiziert.

Die frontobasalen Frakturen können Stirnbein, Siebbein und Keilbein betreffen. Die Stirnhöhle, die Siebbeinzellen, die Keilbeinhöhlen und die Nasenhaupthöhlen können in die Fraktur einbezogen sein, die sich auch in die mittlere und hintere Schädelgrube fortsetzen kann. Im Bereich der vorderen Schädelbasis liegt die Dura mater dem Knochen eng an, insbesondere an der Lamina cribrosa, wo sie die Fila olfactoria umscheidet. Frontobasale Frakturen gehen daher häufig mit Durarissen und einer Rhinoliquorrhoe einher.

2.1.2 Symptomatik

Bei dislozierten Frakturen des Stirnbein-Nasen-Ethmoidalbereichs zeigt sich oft eine eingesunkene oder dislozierte Nasenwurzel und/oder Stirn. Darüber hinaus kann eine Verbreiterung des Abstandes der inneren Lidwinkel bestehen. Ist der gesamte Gesichtsschädel an der Frontobasis abgetrennt, so ist eine Mobilität des Oberkiefers gegen diese Region wie z.B. bei LeFort-III-Frakturen möglich.

Offene Verletzung und Blutungen aus der Nase, aus dem Nasen-Rachen-Raum, Hämatome und Prellmarken der Stirn, Ausbildung eines Brillenhämatoms und Hyposphagmas leiten den Verdacht auf eine Stirnbein-, Nasenbein- oder Ethmoidalfraktur mit möglicher Schädelbasisbeteiligung. Bei feinen Frakturen kann lediglich ein Emphysem der Orbita oder ihrer Umgebung vorliegen.

Sensibilitätsstörungen kommen durch Verletzungen des N. trigeminus an der Stirn (N. frontalis), über dem Jochbein (N. zygomaticus), an der Nasenwurzel (N. nasociliaris) und am Nasenrücken (N. ethmoidalis anterior) vor. Sie können Frakturhinweise geben. Die Äste werden oft peripher am Knochenaustritt, in der Orbita oder am Eintritt in der Fissura orbitalis superior geschädigt.

Motorische Ausfälle an den Augenmuskeln können besonders durch Nervenschädigung in der Fissura orbitalis superior bedingt sein. Danach laufen diese Nerven im Trichter der Augenmuskeln und treten von innen an sie heran. Hier ist eine Schädigung von außen selten. Es ist auf Stufenbildung im Bereich der Fissura orbitalis superior oder dort liegende Hämatome im CT zu achten. Eine vollständige periphere **Parese des N. oculomotorius** geht mit einer Ptosis des Oberlides (M. levator palpebrae superioris) einher. Weiter besteht eine Kaudal- und Lateralrotation des Bulbus oculi. Es kommt zur Abduktion durch den M. rectus lateralis und Abduktion sowie Senkung durch den M. obliquus superior, wenn die Nn. trochlearis und abducens intakt geblieben sind. Zudem bestehen eine Mydriasis und eine Akkommodationsstörung durch Lähmung des M. sphincter pupillae und des M. ciliaris (parasympathische Fasern). Periphere **Abduzensparesen** führen zu Adduktion und Verstärkung der Doppelbilder beim Blick nach lateral auf die betroffene Seite. Durch Kopfwendung zur gelähmten Seite kann der Patient die Doppelbilder mildern. Der N. abducens hat einen langen intrakraniellen Verlauf vom kaudalen Brückenrand bis zur Fissura orbitalis superior. Er ist dabei häufig Schädigungen im Rahmen von Blutungen und Brüchen ausgesetzt, z.B. am Felsenbein. Bei der **Trochlearisparese** weicht der Bulbus nach medial oben ab. Die Doppelbilder werden bei versuchtem Blick in die Aktionsrichtung des M. obliquus superior verstärkt. Der Patient versucht durch Kopfneigung zur Seite der Trochlearislähmung die Doppelbilder zu minimieren.

Visuseinschränkungen oder -verlust können durch Brüche im Canalis opticus, Frakturfragmente außerhalb des Kanals oder direkte Bulbustraumen verursacht sein. Letztere können bei intakter Anatomie zu Mydriasis führen. Der Visus soll bis zur umgehenden fachärztlichen Untersuchung grob klinisch geprüft werden (Licht erkennen, Finger zählen, Lesen von gedruckten Texten). Die Pupillenweite und -reaktion sind zu prüfen, dabei auch die konsensuelle Pupillenreaktion, die bei reaktionsloser Pupille Auskunft über die Erhaltung der Sehbahn geben kann.

Ausfälle des Geruchsinns durch Schädigung der olfaktorischen Fasern sind möglich. Blutungen, Schwellung der Schleimhäute und gestörte Luftzirkulation können den Geruchsinn auch ohne Trauma der Fila olfactoria und der Riechbahn stören.

Eine **Liquorrhoe** kann primär vorliegen oder mit Latenz Monate später auftreten bzw. bemerkt werden. Sie entsteht, wenn die Dura mater und Arachnoidea verletzt sind und Liquor aus dem Subarachnoidalraum austritt. Der Abfluss erfolgt direkt in die Nasenhaupthöhle oder indirekt über die Nasennebenhöhlen. Ein positiver Liquornachweis im Rachen ist jedoch auch bei Abfluss von Liquor über die Tuba auditiva aus dem Mittelohr bei laterobasalen Frakturen möglich.

Frakturen der Frontobasis und solche der Calvaria können mit intrakraniellen Blutungen einhergehen. Man unterscheidet epidurale, subdurale, subarachnoidale und Hirnblutungen. Sie können eine lebensbedrohliche intrakranielle Drucksteigerung verursachen und sind dann ebenso wie massive Blutungen aus dem Bereich der Nasennebenhöhlen Indikation zur sofortigen Intervention.

2.1.3 Diagnostik

Ein neurologischer, ophthalmologischer, HNO-ärztlicher und mund-, kiefer- und gesichtschirurgischer Status ist zu erheben.

Bildgebende Verfahren

Es ist ein CT des gesamten Schädels und der Halswirbelsäule (Begleitverletzungen) zu fordern. Die aus einem in Rückenlage akquirierten Volumendatensatz rekonstruierte Darstellung in 3 Ebenen ist wünschenswert und heute üblicher Standard. Frakturdislokationen und Kontinuitätsunterbrechungen sind zu beachten. Blutspiegel in den Sinus oder Unterblutungen der Schleimhäute lassen indirekt auf Frakturen schließen. Sinusitiden müssen differenzialdiagnostisch erwogen werden.

Die Bildgebung im CT mit Kontrastmittel ermöglicht die Darstellung intrakranieller Blutungen oder von Infarktarealen. Diese können auch die Unfallursache sein. Intrakranielle Verletzungen durch Frakturteile oder Fremdkörper können festgestellt werden. Intra- und extrakranielle Luftansammlungen, ausgehend von der Nase, den Nasennebenhöhlen oder von extern, sind zu diagnostizieren. Eine intrakranielle Luftansammlung ist als Frakturzeichen zu werten und kann weit von der Frakturstelle des pneumatisierten Schädelbereichs entfernt liegen.

Frakturdislokationen sind meist durch direkte Gewalteinwirkung bedingt, eine muskuläre Dislokation kommt nur im Bereich der Kaumuskelinsertion am Schädel vor. Am Stirnbein ist insbesondere die Diagnose einer Fraktur der dorsalen Stirnhöhlenwand von Bedeutung. Epi- und subdurale Blutungen und Blutungen in die Stirnhöhle selbst (Blutspiegel) sind Frakturzeichen. Auf Frakturen in den Nachbarstrukturen, insbesondere im Siebbein, ist zu achten.

Diagnostik einer Rhinoliquorrhoe

Bei vorgebeugtem Kopf kommt es zum Abtropfen klarer Flüssigkeit aus der Nase, was durch Kompression der Halsvenen verstärkt werden kann. Beta-Trace-Protein ist ein immunologischer Marker in der Diagnostik von Liquorfisteln. Es handelt sich um eine Prostaglandin-D-Synthase, die im Liquor, Urin, Sperma, der Endo- und der Perilymphe vorkommt. Im Liquor ist die Konzentration 35-fach höher als im Serum. Vergleichende Serumuntersuchungen sind nicht erforderlich. Die Sensitivität liegt bei 97%, die Spezifität bei 99%.

Auch der Beta-2-Transferrin-Test kann als nichtinvasive Screeningmethode angewandt werden. Es werden Schwämmchen in den mittleren Nasengang eingelegt, in denen nach 6 h die Beta-2-Transferrinkonzentration gemessen wird. Im Liquor liegt sie bei 15% des gesamten Bluttransferrins, im Nasensekret bei 0%. Der Glukosegehalt von Liquor liegt zwischen 60 und 90 mg%, im Nasensekret zwischen 14 und 32 mg%. Als invasiver Nachweis dient der Natriumfluoreszeintest. Dabei werden 2 ml 5%iges Natriumfluoreszein lumbal intrathekal am Abend vor der Operation injiziert. Die Fistel kann dann durch die intra operationem nachweisbare Fluoreszenz identifiziert werden.

2.1.4 Notfalltherapie

Unter Beachtung der Notfallsituation erfolgt die Triage. Blutungen aus dem intrakraniellen Verlauf der A. carotis interna oder der venösen Sinus werden vom Neurochirurgen versorgt. Die Blutung aus dem extrakraniellen Verlauf oder aus Ästen der A. carotis externa können vom Mund-, Kiefer- und Gesichtschirurgen oder HNO-Arzt gestillt werden.

Inspektion der Schädelbasis

Eine absolute Indikation zur operativen Inspektion ergibt sich bei offenen Hirnverletzungen, Durazerreißungen mit indirekt offener Schädelhirnverletzung, Sehnervverletzungen, Pneumatozephalus mit positivem Liquorflussnachweis, Spätmeningitis und/oder Hirnabszess mit pathologischem Röntgenbefund bzw. positiver Liquorrhoe. Eine relative Indikation besteht bei starker Fragmentdislokation mit der Wahrscheinlichkeit einer Duraverletzung. Eine nicht versorgte Duraläsion stellt eine Gefahr für den Patienten dar

(Machtens u. Klug 1977). Nicht oder minimal dislozierte Frakturen ohne Liquorrhoe sind keine Operationsindikation, bedürfen aber einer mehrmonatigen Nachkontrolle.

Duraplastik

Bei frontobasalen Verletzungen ist ein dichter Verschluss von Duraverletzungen erforderlich. Duralazerationen werden mit nicht resorbierbaren Einzelnähten oder fortlaufend genäht. Bestehen Defekte oder nicht dicht nähbare Zerreißungen, so erfolgt die Deckung mit künstlicher Dura oder einem, wenn möglich gestieltem, Periostlappen. Diese werden fortlaufend aufgenäht und zusätzlich mit Fibrinkleber geklebt. Es ist auch die (evtl. zusätzliche) mehrschichtige Auflagerung von Kollagenflecken mit Fibrinkleber sowie die Verwendung selbstklebender Flecken möglich. Eine Entlastung des Liquordrucks im Fistelbereich kann durch lumbale Liquordrainage erreicht werden (Cave! Einklemmung bei erhöhtem Hirndruck).

An der Frontobasis ist die Lamina cribrosa ein bevorzugter Ort der Duraverletzungen. Es müssen hier evtl. Fila olfactoria geopfert werden, um einen dichten Abschluss zu erreichen. Es wird bis in den stabilen Knochenteil exponiert. Dann wird, wenn möglich über Nähte am Durarand entsprechend dem Defektrand, der Periostlappen basal nach dorsal vorgeschoben und zusätzlich von außen mit Fibrin geklebt. Ein intradurales Vorgehen wird von manchen Neurochirurgen bevorzugt (◘ Abb. 2.1, ◘ Abb. 2.2).

2.1.5 Zugänge und chirurgische Therapie

Frakturen des Stirnbeins mit geringer Dislokation können, wenn keine Sensibilitätsstörungen durch Frakturverschiebung im Durchtrittsbereich des N. frontalis vorliegen, auch durch Camouflage behandelt werden. Dies kann auch zu einem späteren Zeitpunkt erfolgen.

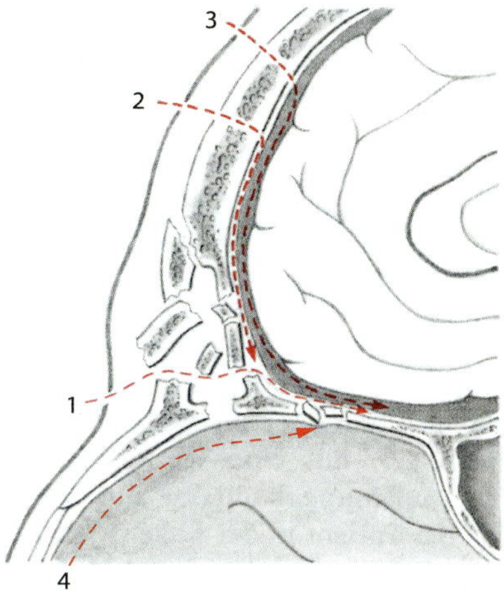

◘ **Abb. 2.1** Zugangswege zur Frontobasis. 1 Transfazialer, frontoorbitaler Zugang; 2 transfrontaler, extraduraler Zugang; 3 transfrontaler, intraduraler Zugang; 4 transnasal, transethmoidal

Cave

Es ist jedoch immer darauf zu achten, dass die Drainage der Stirnhöhle nicht gestört ist. Im Zweifelsfalle muss sie überprüft und nötigenfalls wiederhergestellt werden.

Frontoorbitale Zugänge

Offene Frakturen können evtl. von der Wunde her oder mit geringer Erweiterung der Wunde versorgt werden. Es ist auf die Erhaltung der Rami medialis und lateralis des N. frontalis zu achten. Bei ausgeprägten Falten der Stirn und des Glabellabereichs können diese für Inzisionen genützt werden.

Inzisionen am oberen oder unteren Rand der Augenbrauen über die Glabella (Brillenschnitt) und Extensionen nach kaudal, medial des Oberlides, sind beschrieben. Inzisionen in der Oberlidfalte ermöglichen einen beschränkten Zugang, können aber auch median verbunden werden, was oft jedoch kosmetisch unbefriedigend ist (◘ Abb. 2.3). Der Zugang ermöglicht eine gute Übersicht über die Stirnhöhle (Hinterwand) und Schädelbasis sowie über die mediale Orbitawand und das Orbitadach. Eine transbasale, extradurale Versorgung von Schädelbasis-

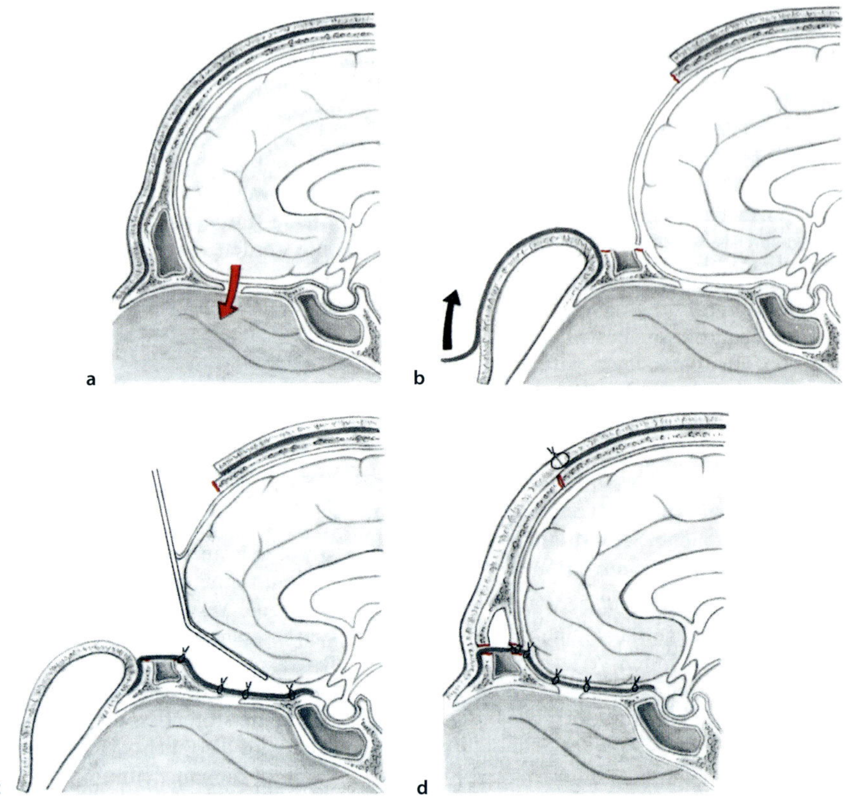

Abb. 2.2 Versorgung von Duraverletzungen. Operationsschritte bei der plastischen Deckung mit einem Galea-Periost-Lappen. **a** Dura-Knochen-Defekt (Markierung durch Pfeil). **b** Nach Entnahme des Knochendeckels und Eröffnung der Stirnhöhle wird die Dura direkt oberhalb des Knochendeckels schlitzförmig inzidiert. **c** Der Frontallappen wird mit einem Spatel vorsichtig abgehoben, der vom Hautlappen abpräparierte Galea-Periost-Lappen nach innen über die vordere Schädelgrube im Bereich des Defekts umgeschlagen. Der Periostlappen wird mit dem freien Duraschnittrand mit der basalen Dura vernäht. **d** Das Frontalhirn wird auf die Plastik zurückverlagert, der obere freie Durarand ist nach vorne mit dem Periostlappen verbunden, der Knochendeckel wird wieder eingesetzt

frakturen ist möglich. Es ist auf die Schonung der Tränenwege zu achten. Der Ansatz des medialen Lidbandes soll erhalten werden.

Die Aa. ethmoidales anterior und posterior geben die Grenze der Siebbeinzellen gegen die Frontobasis an. Letztere liegt etwa 1 cm vor dem Canalis opticus. Bis auf die Inzision in der Oberlidfalte hinterlassen die obigen Inzisionen im faltenfreien Gesicht sichtbare Narben.

Koronarer Zugang

Der koronare Zugang schafft eine weite Übersicht über den Stirnbereich, die mediale, obere und laterale Orbitawand. Nerven können sicher geschont werden. Die Reposition kann gut überblickt werden und ein Seitenvergleich ist gut möglich. Ausweitungen der Operation mit intrakraniellem Vorgehen können angeschlossen werden. Die Vorbereitung eines großen ventral oder lateral gestielten Periostlappens zur Deckung von Duradefekten ist leicht möglich.

Die Inzision erfolgt wellenförmig, um ein scheitelförmiges Fallen der Haare im Narbenbereich zu vermeiden. Es wird von der Helix hinter dem Ramus frontalis der A. temporalis superficialis über den Scheitel bis zur Gegenseite inzi-

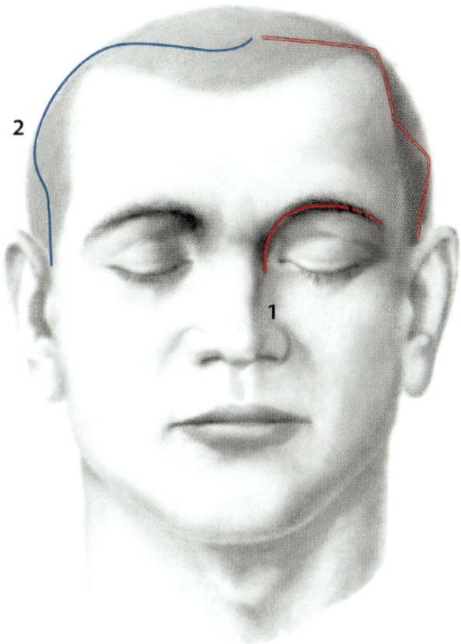

Abb. 2.3 Frontoorbitaler Zugang (1), koronarer Zugang (2). Wellenförmiger (rechts) oder gezackter (links) koronarer Zugang

diert. Die Inzision erfolgt bis auf den M. temporoparietalis und dann durch diesen auf die Fascia superficialis des M. temporalis bzw. kranial davon auf das Periost. Auf dem Periost und der Fascia superficialis wird bis fingerbreit über dem Supraorbitalrand nach ventral präpariert. Dann erfolgt die Inzision der oberflächlichen Temporalisfaszie von kaudal dorsal über der Ohrmuschel bis nach kranial anterior fingerbreit über der Orbita. Von hier biegt die Inzision nach dorsal um. Sie läuft entlang des Randes des M. temporalis nach dorsal, dann über den Scheitel zur Gegenseite. Es folgt die Hebung des Periostlappens, der ventral gestielt bleibt. Seitlich wird subfaszial an die Orbitaränder präpariert. Die Nn. frontales können aus den Sulci ausgelöst werden. Laufen sie durch Foramina, werden sie nach Ausmeißelung in Kontinuität herausgehoben. Dies ist erforderlich, wenn man die obere Orbitawand von kaudal inspizieren oder die mediale und laterale Wand weit exponieren will (Abb. 2.4, Abb. 2.17b). Der Periostlappen wird feucht gehalten. Die Rr. frontales der Aa. temporales sollten erhalten bleiben. Das subfasziale Vorgehen sichert die Erhaltung der Stirnäste des N. facialis.

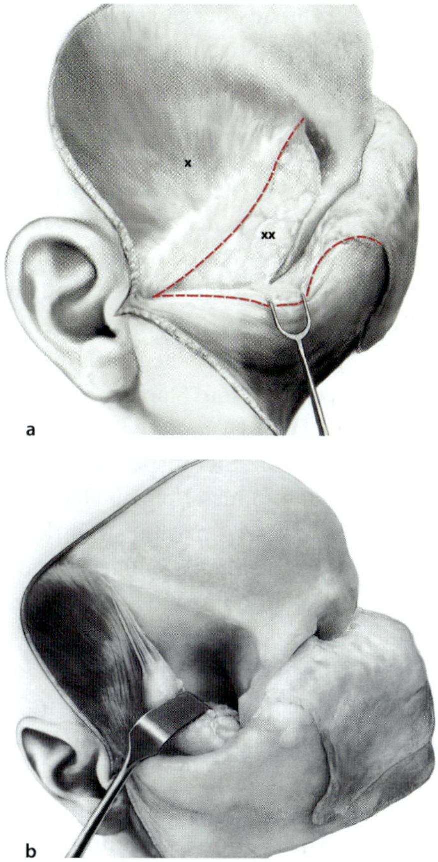

Abb. 2.4a, b **a** Koronare Inzision. Abheben der Galea sowie des Periosts über der Stirn, dem ventralen Anteil des M. temporalis, dem Jochbein und Jochbogen. Ablösung des M. temporalis aus dem ventralen Ursprungsfeld. x Fascia temporalis, xx Subfasziales Fett, --- Inzision der Fascia temporalis. **b** Subperiostale Präparation der Orbitawände

Reposition

Frakturierte Stirnbeinanteile können nach einem der obigen Zugänge reponiert werden. Dies ist mit Elevatorien und Haken möglich. Evtl. muss ein Bohrloch zur Stirnhöhle eine Möglichkeit zur Elevation schaffen, wenn die Stirnbeinfragmente verkeilt oder verklemmt sind. Besteht der Verdacht einer Hinterwandfraktur oder einer Abflussbehinderung aus der Stirnhöhle im CT, ist eine Inspektion der Stirnhöhle erforderlich. Dies kann mit einem Endoskop oder offen erfolgen. Die offene Inspektion erfolgt durch Entfernung mehr oder weniger großer Anteile der Stirnhöhlenvorderwand. Die Knochenteile werden zur späteren Replantation feucht aufbewahrt. Die dorsale Stirnhöhlenwand kann sicher nur nach Entfernung der dort aufliegenden Schleimhaut beurteilt werden. Liegt eine Fraktur vor, können nach Entfernung des Knochens um die Fraktur mit Diamantbohrern und Stanzen die Dura mater beurteilt und evtl. Läsionen behandelt werden.

Alternativ kann die Inspektion der Dura durch eine Kraniotomie erfolgen. Dabei werden – meist nach koronarer Inzision – Bohrlöcher im Bereiche der großen Keilbeinflügel, paramedian vor der Kranznaht und paramedian supraorbital gesetzt. Dann wird, evtl. nach epiduraler Tunnelierung mit Uhrfedern oder Elevatorien, kraniotomiert. Bei Bedarf erfolgt dies beidseitig. Dabei muss der Sinus sagittalis epidural vorsichtig abpräpariert werden.

Nach Abheben des Stirnbeins ist ein weiter Zugang zur Dura, zum Frontalhirn und auch frontobasal gegeben. Duraverletzungen werden wie oben ausgeführt behandelt (◘ Abb. 2.1, ◘ Abb. 2.2). Besteht eine Zertrümmerung der Stirnhöhlenhinterwand, kann diese entfernt werden. Die Stirnhöhle wird »kranialisiert«. In diesem Falle ist die Schleimhaut der Stirnhöhle sorgfältig zu entfernen und der Ductus nasofrontalis (Infundibulum) zu verschließen. Dies erfolgt mit einem Knochenstück und zusätzlichem Kollagenvlies und Fibrinkleber. Ein evtl. zur Duradeckung verwendeter Periostlappen kann ebenfalls hier nochmals eingebracht und geklebt werden.

Bei fehlender dichter knöcherner Abdeckung nach dorsal sollte, wenn die dorsale Wand der Stirnhöhle erhalten werden kann, eine Ausräumung der Schleimhaut erfolgen. Der Zugang zum Ductus nasofrontalis wird verschlossen, wie oben angegeben. Die Stirnhöhle wird dann mit Fett, Knochen oder dem Periostlappen gefüllt.

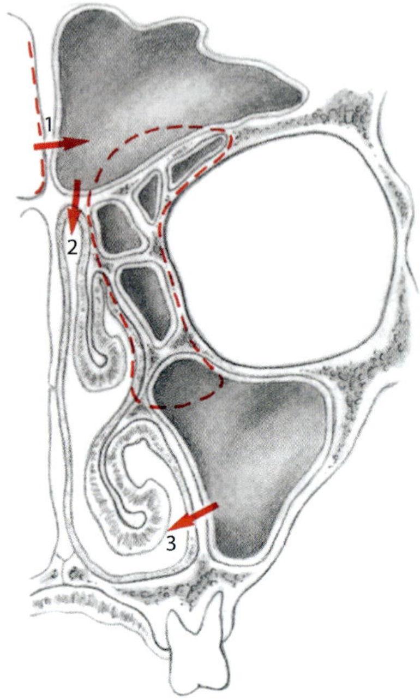

◘ **Abb. 2.5** Drainage der Nasennebenhöhlen. Drainage mit Entfernung von Siebbeinzellen. 1 Drainageöffnung zwischen den Stirnhöhlen. 2 Drainageöffnung zwischen der Stirnhöhle und der Nase. 3 Drainageöffnung zwischen der Kieferhöhle und der Nase

Ist die dorsale Wand intakt, kann zur Sicherung der Drainage der Stirnhöhle (◘ Abb. 2.5, Wassmund 1927) eine nasofrontale Erweiterungsplastik durchgeführt werden, die mit Schleimhautlappen, freiem Schleimhaut- oder Hauttransplantat ausgekleidet werden kann. Es ist auch eine Eröffnung des Septum intersinusale zur Gegenseite oder median zur Nase, alleine oder zusätzlich, möglich. Die Öffnung wird mit Bohrern und Stanzen geschaffen. Die Öffnung zur Nasenhöhle ist durch Drains und/oder Tamponaden (Tamponaden in einem Fingerling), die zur Nase ausgeleitet werden, für mindestens 3, besser bis zu 6 Wochen zu sichern.

Osteosynthese

Die Retention der reponierten Fragmente erfolgt durch Plattenosteosynthese. Es können Systeme geringer Dimension (1,2 mm und 1,5 mm

Schraubendurchmesser) verwendet werden (◘ Abb. 1.26). Besonders flache Platten sind zu bevorzugen, um das Osteosynthesematerial nicht aus Gründen der Sicht- oder Tastbarkeit entfernen zu müssen. Gitter aus Titan kommen zur temporären oder dauerhaften Defektversorgung ebenfalls infrage. Es ist hier zu vermerken, dass möglichst kein Knochenteil bei akut notwendigen neurochirurgischen Versorgungen verworfen werden soll. Auch resorbierbare Osteosyntheseplatten können angewandt werden.

2.1.6 Sekundäre Rekonstruktion

Zum Ausgleich von Impressionen und Konturunregelmäßigkeiten können Knochenersatzmaterialien (Hydroxylapatit), Kunststoffe wie Polymethylmethacrylat, Polyester und andere, Titangitter oder Knochen verwendet werden. Bei großen oder komplexen Defekten sind heute individuell vorgefertigte Implantate Standard.

Alle Fremdmaterialien erfordern eine vaskularisierte Abdeckung gegenüber einer belüfteten Stirnhöhle, was oft schwierig sein kann. Sie dürfen grundsätzlich keinen Kontakt zum ventilierten Nasennebenhöhlensystem haben. Anderenfalls kann es zu Infektionen entlang des alloplastischen Implantats kommen.

Titangitter scheinen auch bei Exposition überwachsen zu werden. Nicht vaskularisierte Knochentransplantate können trotz Exposition zu den Nasenhaupt- oder den Nasennebenhöhlen einheilen. Sie müssen aber an der abgewandten Seite mit vitalem Gewebe bedeckt sein. Beispiele geben die LeFort-III-Osteotomien mit Knochentransplantaten an der Nasenwurzel oder an der medialen Orbitawand. Hohe Sicherheit und der Erhalt des Knochenvolumens sind jedoch nur bei allseitiger Bedeckung mit vitalem Gewebe gegeben.

Durch den Krankheitsverlauf können Knochendefekte und Inkongruenzen der Kontur resultieren und außerdem störende Narben vorliegen. Bei ausgedehnten Narben, die sich einer Exzision mit direktem Verschluss entziehen, kann über einen Expander Haut für die sekundäre Deckung gewonnen werden.

Disloziert verheilte Frakturen sollten osteotomiert und nach den Kriterien einer Primärversorgung korrekt eingestellt und osteosynthetisch versorgt werden. Die Verwendung von 3 D-Modellen zur Operationsplanung und Modelloperation ist dabei oft hilfreich. Es kann zur reinen Konturkorrektur, aber auch modellierend abgetragen bzw. aufgebaut werden. Knochen sollte dafür von den Rippen oder von der Beckeninnenseite gewonnen werden. Besonders eignet sich wegen ihrer Wölbung die Calvaria.

Zur Planung der **Calvariagewinnung** für Konturkorrekturen kann die gewünschte Größe und Wölbung des Transplantats am 3 D-Modell präoperativ durch Kunststoff, z.B. Polymethylmethacrylat, geformt und dann sterilisiert werden. Dies ist auch intraoperativ (Palacos, Merck, Darmstadt) möglich. Es können auch Platten aus Blei leicht zurechtgeschnitten und gebogen werden. Die Stelle der entsprechenden Wölbung wird dann an der Calvaria gesucht. Im CT können Dicke und Aufbau der Calvaria beurteilt werden. Die Kontur wird eingezeichnet. Der Rand wird mit spitzen Fräsen vertieft, und dann werden leicht gebogene Meißel zur Hebung der äußeren Diploe von verschiedenen Richtungen vorgetrieben (◘ Abb. 2.6). Die Osteotomie ist auch mit Piezogeräten möglich. Auf die Schonung der inneren Schicht der Diploe ist zu achten. Die Blutstillung erfolgt durch Knochenwachs oder Tachosil (Nycomed, Linz, Österreich). Ein Niveauausgleich durch alloplastisches Material, z.B. Hydroxylapatit, ist möglich. Es kann auch mit gemahlenen Knochenspänen gemischt werden. Wegen der guten Blutversorgung aus der eröffneten Diploe ist die knöcherne Durchbauung des aufgebrachten Materials wahrschein-

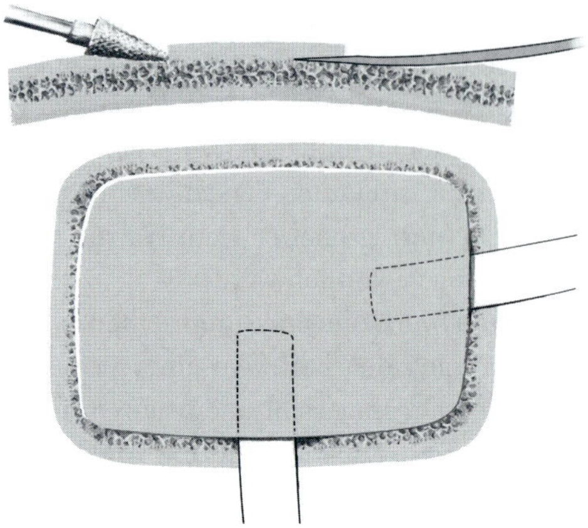

Abb. 2.6 Hebung von Tabula externa. Fräsen eines Zugangs zur Spongiosa und Abmeißeln mit leicht gebogenen Meißeln

licher als bei Auflage auf die Kortikalis. Verminderte Verschieblichkeit der Galea in diesem Bereich und evtl. spätere Oberflächenunregelmäßigkeiten können auftreten. Da die Entnahmestellen in den behaarten Bereich gelegt werden, ist dies kosmetisch gegenüber der Stirn weniger ins Gewicht fallend. Der zu transplantierende Knochen wird nach Konturanpassung durch Fräsen mit Mikroschrauben fixiert.

Eine alternative Methode zur Hebung des Knochens besteht darin, dass man parallele Schnitte mit der oszillierenden Stichsäge in der äußeren Diploe führt. Diese Knochenstreifen werden dann mit geringerem Risiko für eine Duraverletzung mit Meißeln gehoben (Abb. 2.6). Es kann auch nach Trepanation ein Calvariastück der ganzen Dicke umschnitten werden. Es folgt die Teilung zwischen den Diploeschichten. Eine Schicht wird im Niveau der Umgebung mit Osteosynthesen wieder eingefügt, der zweite Teil steht für Transplantationen zur Verfügung. Auf diese Weise entsteht im Hebebereich kein Niveauunterschied, sofern das freie Replantat störungsfrei einheilt. Auch die Innenseite des Beckens eignet sich gut zur Knochenentnahme. Die Kortikalis zeigt jedoch an der glatten Oberfläche die falsche Wölbung für Stirndefekte, und Spongiosaoberflächen bergen das Risiko unsicheren, zum Teil nicht unerheblichen Resorptionsverhaltens (!). Bei allen freien Knochentransplantaten sind die Ergebnisse des knöchernen Remodeling aber letztlich nicht vorhersagbar, die Eingriffe aufwendig und durch die Entnahmeoperation für den Patienten zusätzlich belastend.

Aus diesen Gründen stellen bei kleinen Defekten Versorgungen mit Titangittern und minimal-invasiv gewonnener Spongiosa, bei großen oder komplexen Defekten individuell vorgefertigte Schädelimplantate Alternativen dar, die meist vorzuziehen sind und über die der Patient informiert sein muss. Letztere erlauben die Verwendung verschiedener biokompatibler Werkstoffe, die entweder fräsend oder formend in großen und komplexen Geometrien umsetzbar sind. Die Schädelimplantate werden bei höchster Passgenauigkeit mit Schrauben oder Platten sicher verankert und garantieren vorhersagbare und konstante Ergebnisse. Die subtile Freilegung der Defektränder und die sichere weichgewebige Abdeckung unter wie über dem Implantat stellen dabei wichtige chirurgische Grundprinzipien dar (Abb. 2.7) (Eufinger et al. 1995, Eufinger et al. 2006).

2.2 Frakturen der Orbita

2.2.1 Anatomie, Klassifikation, Frakturmechanismus

Die Orbita umfasst ein Volumen von etwa 30 cm^3. Ihr Größenwachstum ist mit dem 7. Lebensjahr nahezu abgeschlossen (Rontal et al. 1979). Das Os frontale, Os sphenoidale mit Ala minor und major, das Os ethmoidale, Os palatinum mit dem Processus orbitalis, das Os lacrimale, Os maxillare und Os zygomaticum bilden die Orbita. Nach kranial, medial und kaudal liegen pneumatisierte Räume. Die Sinus frontales beginnen sich mit dem 6. Lebensjahr auszubilden. In 5% ist nur ein Sinus ausgebildet, in 5% fehlen beide.

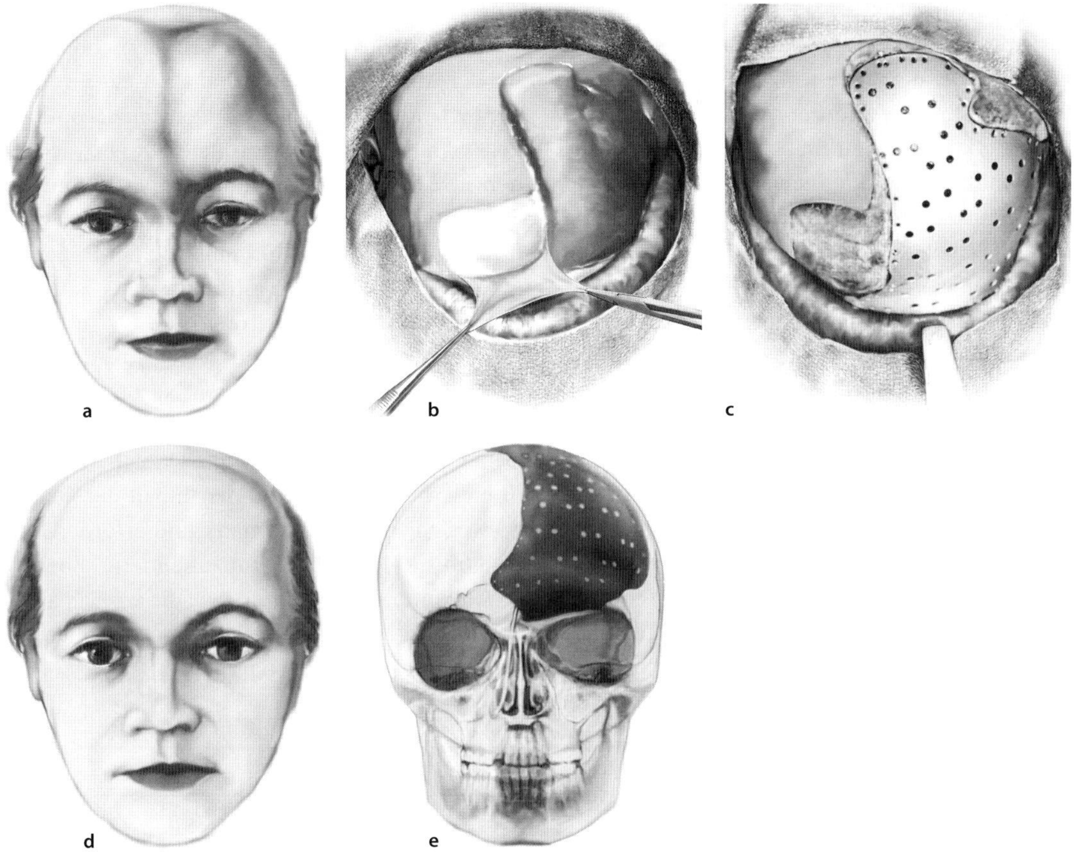

Abb. 2.7a–e Calvariarekonstruktion mit im CAD/CAM-Verfahren gefertigten Implantat. **a** Defektsituation nach schwerem frontalem Trauma mit Dekompressionskraniektomie nach teilweise über dem Defekt liegendem, bikoronarem Zugang. **b** Aufpräparieren des Defekts über einen neuen, weiter posterior und damit über Knochen liegenden bikoronaren Zugang, Heben eines gestielten Periostlappens zur Abdeckung der eröffneten Stirnhöhle. **c** Insertion eines individuell nach CT-Daten mittels CAD/CAM-Techniken aus Reintitan vorgefertigten Implantats, Fixierung mit Schrauben aus einem Mikrosystem. **d** Status nach Defektausfüllung. **e** Röntgendokumentation nach Implantatinsertion mit Sicherung des Abflusses vom erweiterten Infundibulum der Stirnhöhle mit einer Drainage über 6 Wochen

Der Sinus maxillaris ist bei der Geburt schon angelegt. Er erreicht den Orbitaboden etwa im 2. Lebensjahr. Die mediale und kaudale Wand der Orbita sind durch ihre Zartheit für Brüche prädestiniert. Bei Gewalteinwirkung auf den Infraorbitalbereich kommt es durch Krafttransmission zu Brüchen am Orbitaboden. Es ist auch eine infraorbitale Druckerhöhung durch Weichgewebekompression möglich. Dies kann ohne Frakturen des Orbitarings erfolgen. Die Orbitawände werden dann nach medial oder kaudal in den pneumatisierten Bereich verlagert – **Blow-out-Frakturen.** Es ist damit eine Volumenvergrößerung der Orbita verbunden, die nach Abschwellen zum Enophthalmus führt. Die Wand zum Sinus frontalis ist meist stärker und frakturiert selten im Sinne einer Blow-out-Fraktur, sondern durch andere Mechanismen, z.B. durch direkte Krafteinwirkung. Besonders im Alter kann das Orbitadach aber sehr dünn werden. Sind Frakturfragmente in die Orbita verlagert und deren Volumen verringert, spricht man von einer **Blow-in-Fraktur**. Sie ist oft mit einer Proptosis verbunden. Bei starker frontaler Gewalteinwirkung, bei der die Elastizität des Orbitarings überschritten ist, und bei seitlicher Gewalteinwirkung kommt es zu Frakturen am Orbitaring. Typische Frakturstellen sind die Sutura frontozygomatica und der mediale Infraorbitalrand, deren Stärken von Ewers mit 3,9 bzw. 3,2 mm vermessen wurden (Ewers 1978).

Die Fissura orbitalis superior erreicht man etwa 25 mm dorsomedial der Sutura frontozygomatica. Frakturen im Bereich der Fissura orbitalis superior – zwischen großem und kleinem Keilbeinflügel – können die durchtretenden Gefäße und Nerven schädigen. Es sind dies die motorischen Nn. oculomotorius, trochlearis und abducens und der sensible N. ophthalmicus. Der N. oculomotorius führt sympathische und parasympathische Fasern, der N. ophthalmicus sympathische. Die V. ophthalmica superior tritt durch die Fissur, und es kann eine Anastomose der A. ophthalmica zur A. meningea media bestehen. Die Fissura orbitalis inferior liegt zwischen dem großen Keilbeinflügel und dem Os palatinum, Os maxillare und Os zygomaticum. Sie liegt in ihrer Mitte im Durchschnitt 24 mm hinter dem Foramen infraorbitale. Durch sie laufen Äste des N. maxillaris (N. infraorbitalis und N. zygomaticus) und parasympathische Fasern aus dem Ganglion pterygopalatinum. Die V. ophthalmica inferior zieht in die Fissur. Im Canalis opticus laufen der Sehnerv, die A. ophthalmica und sympathische Fasern.

Die Insertion des lateralen Retinakulums liegt etwa 1 cm unter der Sutura zygomaticofrontalis und 3 mm innerhalb des Orbitalrandes. Das mediale Retinakulum liegt mit einem Schenkel anterior, mit dem anderen posterior der Fossa lacrimalis (Lang 1985). An der medialen Wand sollten die Foramina ethmoidalia als Landmarken der oberen Begrenzung des Ethmoids beachtet werden. Die in das dorsale Foramen eintretende A. ethmoidalis posterior soll nach Möglichkeit bei der Exploration intakt gelassen werden, um einen Sicherheitsabstand zum N. opticus zu gewährleisten. Sie dient andererseits als Landmarke bei der Aufsuchung des Canalis opticus und seiner evtl. nötigen Entlastung. Der Canalis opticus liegt vom Foramen supraorbitale beim Erwachsenen im Durchschnitt 45 mm entfernt, von der Crista anterior der Fossa lacrimalis 42 mm. Frakturen, welche die Orbita einbeziehen, machen etwa 30–50% der Gesichtsfrakturen aus, isolierte Orbitawandfrakturen 4–16%.

Jochbeinfrakturen sind bei Dislokation immer auch Orbitawandfrakturen. Nasoethmoidale Frakturen und kaudale Stirnbeinfrakturen beziehen die Orbita ebenfalls ein. Da sich die Frakturen auf die Wände und den Inhalt der Orbita auswirken, sind Symptomatik und erforderliche Diagnostik gemeinsam abzuhandeln. Ebenso gehen komplexe Frakturen, wie die vom Typ Le-Fort II und III, mit Orbitabeteiligung einher, sie werden aber gesondert dargestellt.

2.2.2 Symptomatik

Bei Frakturen der Nasennebenhöhlen kommt es zu Luftansammlungen in den Lidern und innerhalb der Orbita. Die Lidemphyseme sind tastbar. Hämatome der Lider und subkonjunktivale Blutungen liegen meist vor. Bei Frakturen des Orbitarings findet man palpatorisch Schmerzhaftigkeit bevorzugt an den typischen Frakturstellen infraorbital und an der Sutura zygomaticofrontalis, bei Jochbeinfrakturen zusätzlich am Jochbogen und an der Crista zygomaticoalveolaris. Bei Dislokation liegen dort Stufenbildungen vor.

Bei Volumenerweiterung kommt es zu Enophthalmus und/oder Kaudalverlagerung des Bulbus oculi, bei Volumenverkleinerung – skelettal oder durch Hämatom und Ödem – zum Exophthalmus. Retrobulbärhämatome führen neben einem Exophthalmus zu eingeschränkter Bulbusbeweglichkeit, Widerstand gegen die Dorsalverlagerung und erhöhtem intraokularen Druck.

Durch die Bulbusverlagerung können Doppelbilder entstehen, die schon beim Geradeausblick bestehen. Durch Einklemmung von Orbitainhalt (Septen oder Muskeln) in den Frakturbereich kommt es zu Funktionsstörungen von Muskeln. Am häufigsten ist der Blick nach oben (Einklemmung des M. rectus inferior), nach oben außen (Einklemmung des M. obliquus inferior) und nach lateral (Einklemmung des M. rectus medialis) eingeschränkt. Dies kann ebenfalls bereits beim Blick geradeaus der Fall sein oder nur bei Blick in die eingeschränkte Bewegungsrichtung. Lähmungen durch Verletzung der motorischen Nerven in der Orbita sind selten. Meist erfolgt die Schädigung durch Fraktur in der Fissura orbitalis superior (frontobasale Frakturen, Kap. 2.1.2).

Klinische Bedeutung hat der **Traktionstest**: Mit einer Pinzette kann der Bulbus an der anästhesierten Konjunktiva gefasst werden und die passive Beweglichkeit geprüft werden. Man kann eine mechanische Behinderung dadurch von einer Lähmung unterscheiden. Der Test soll nach operativer Lösung der Einklemmung wiederholt werden. An der Fissura orbitalis superior können auch die sensiblen Nerven geschädigt werden. Peripher kommt es zu Sensibilitätsstörungen besonders am N. infraorbitalis im Kanal und am N. supraorbitalis und N. supratrochlearis.

Die Verlagerung der medialen Lidbänder ist klinisch bedeutsamer als die der lateralen: Die Kaudalverlagerung des lateralen Lidbandes erfolgt häufig durch die Kaudalverlagerung des Jochbeins. Sie kann mit einer scheinbaren Ptosis des Oberlides einhergehen. Die Verlagerung des medialen Lidbandes erfolgt mit der Dislokation des Os lacrimale oder bei Ausriss. Man kann nach Anästhesie das Lidband fassen und seine Beweglichkeit testen. Am medialen Lidwinkel sind die Tränenwege zu inspizieren und evtl. zu explorieren.

2.2.3 Radiologische Diagnostik

In der konventionellen Röntgendiagnostik (heute kaum noch angewandt) geben geneigte Nasennebenhöhlenaufnahmen, um die Felsenbeine aus der Projektion auf die Orbita zu eliminieren, submentovertikale Aufnahmen mit Darstellung der Siebbeinzellen und der Keilbeinhöhle und axiale Jochbogenaufnahmen eine Übersicht. Die Sinus maxillares, frontales und ethmoidales sind ebenfalls in diesen Einstellungen beurteilbar, ebenso Jochbeindislokationen. Die exakte Beurteilung von Verlagerungen aller Orbitawände, von gleichzeitigen Schädelbasisbrüchen, von Brüchen im Bereich der Fissura orbitalis superior und im Canalis opticus ist aber nur im **CT** möglich. Es ist dies die heute im Vordergrund stehende bildgebende Modalität. Die Darstellung in axialer, koronarer und sagittaler Ebene ist wünschenswert und kann aus den heute üblichen Volumenakquisitionen leicht erfolgen; 1 mm-Schichten können bei speziellen Fragestellungen daraus berechnet werden, ebenso 3 D-Darstellungen. Letztere sind v.a. bei komplexen Frakturen hilfreich, um die räumlichen Beziehungen und Stellungen von Fragmenten zu erfassen. Auch bei sekundären Rekonstruktionen sind sie von Nutzen.

Das CT ist auch bei Fremdkörpereinsprengungen die Untersuchungsmodalität der ersten Wahl. MRT und Ultraschalluntersuchungen können bei bestimmten Fragestellungen, wie nicht kontrastgebenden Fremdkörpern (Holz) und Hämatomen, folgen. Bei Verdacht auf intraokuläre metallische Fremdkörper muss das CT wieder die primäre Untersuchungsmodalität sein.

Die Datenakquisition für eine Navigation oder eine Modellfertigung soll in Erwägung gezogen werden und folgt bestimmten Protokollen. 3 D-Modelle können zur Operationssimulation verwendet werden. Durch Seitenspiegelung kann die nicht frakturierte Seite der frakturierten überlagert und die Sollposition der Frakturfragmente definiert werden. Bei geplanter Navigation

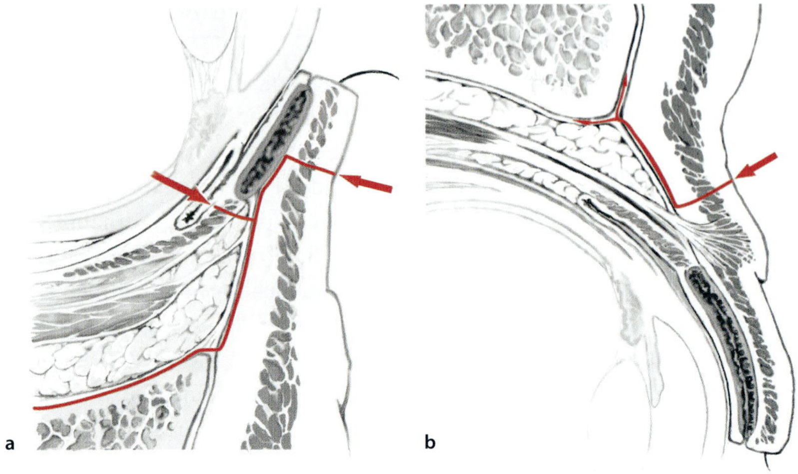

Abb. 2.8a, b Zugänge zum Orbitaboden und Orbitadach. **a** Externer Zugang zum Orbitaboden, **b** externer Zugang zum Orbitadach

empfehlen sich zusätzlich angebrachte Fiducial-Marker.

2.2.4 Therapie

Grundlagen

Retrobulbärhämatome sollen durch eine Inzision am lateralen Orbitarand aufgesucht und drainiert werden.

Frakturen der Orbitawände mit im CT nachgewiesener Inkarzeration von Weichgewebe (Bindegewebe oder Muskulatur) sind eine Operationsindikation, ebenso die Diplopie durch Bulbusfehlstand und auch der primäre Enophthalmus. Funktionseinschränkungen von Muskeln, die auf eine Einklemmung zurückzuführen sind (wiederum können evtl. nur Bindegewebssepten eingeklemmt sein), sollen operiert werden.

Bestehen obige Symptome nicht, kann 2 Wochen beobachtet werden, ebenso wie bei geringer Dislokation der Wände und geringer Funktionseinschränkung mit Besserungstendenz. Nach 2 Wochen muss die Operationsindikation nach meist völligem Abschwellen und erhoffter Funktionsrestitution überprüft werden. Es besteht noch kein Konsens zur Operationsindikation innerhalb von 14 Tagen bei ganz geringem Enophthalmus und bei mäßigen, sich bessernden Funktionsausfällen (Restriktionen bis 15° Motilitätseinschränkung). Bei Funktionsstörungen sind diese bis zur Besserung (in 14-tägigen Abständen) ophthalmologisch zu kontrollieren. Eine zu frühzeitige (innerhalb der ersten 3–4 Tage) Intervention ist aber nicht durchzuführen (Abschnitt 2.3., 2.4).

Spätkorrekturen haben im Allgemeinen bei persistierenden Problemen eine ungünstige Prognose. Frakturen der medialen Orbitawand scheinen bei gleich starker Verlagerung weniger funktionelle Auswirkungen zu haben als die des Orbitabodens (Parsons u. Thering 1972, Parsons u. Mathog 1988).

Alle Patienten mit Orbitafrakturen müssen 1 Jahr in Kontrolle bleiben. Späte Resorptionen von Fett und Muskelverkürzungen durch Narbenbildung können z.B. sekundär zu Bulbusverlagerungen und Motilitätsstörungen führen. Auch bei vergrößerter Orbita können Enophthalmus und Funktionsstörungen nach mehr als 2 Wochen auftreten, wenn die kompensierenden Schwellungen länger anhalten.

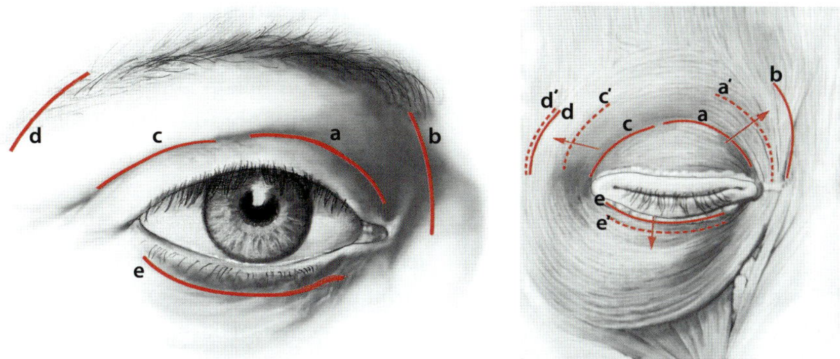

a

b

Abb. 2.9a, b **a** Zugänge zur Orbita. a, c Zugang in der Supratarsalfalte; **b** Am medialen Nasenrand; d an der lateralen Augenbraue; e subziliar. b Hautinzision: a, b, c, d, e; Inzision durch den M. orbicularis oculi: a', c', d', e'

Der Patient ist auf diese Risiken aufmerksam zu machen. Er muss aber auch über die Möglichkeit von Funktionsstörungen, sogar Visusverlust (Nicholson u. Guzak 1971) bei Operation aufgeklärt werden.

Zugänge zum Orbitaboden

Wegen der ungünstigen ästhetischen Ergebnisse wird die infraorbitale Inzision heute kaum noch verwendet. Eine subziliare (Converse 1944) oder eine konjunktivale Inzision (Ochs u. Beatty 1994, Tessier 1973) können gewählt werden (Abb. 2.8a, Abb. 2.9, Abb. 2.10). Die subziliare Inzision folgt möglichst einer Hautfalte wenige Millimeter unter der Lidkante. Die konjunktivale Inzision liegt subtarsal, sie vermeidet äußerlich sichtbare Narben. Beide Inzisionen können nach lateral verlängert werden. Die konjunktivale Inzision wird über die Lidspalte am Lidwinkel nach außen geführt (McCord u. Moses 1979, Moses u. McCord 1979).

Cave
Der Rand der Lidhaut zur Wangenhaut soll nach lateral nicht überschritten werden, da sonst auffällige Narben entstehen können.

Die Präparation zum Infraorbitalrand erfolgt jeweils vor dem Septum orbitale. Beim subziliaren

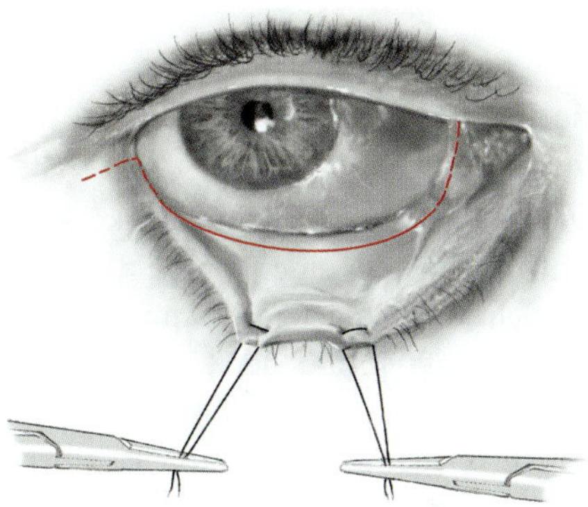

Abb. 2.10 Transkonjunktivaler Zugang und Extensionen. Evertierung der Lidränder mit Haltenähten. Inzision an der unteren Tarsuskante. Mögliche Extensionen nach lateral über die Lidkante und die Haut sowie dorsal der Caruncula nach kranial

Zugang muss dazu, etwas tiefer als der Hautschnitt, um durchgehende Narben zu vermeiden, der M. orbicularis oculi parallel zum Faserverlauf durchtrennt werden. Bei der konjunktivalen Inzision geht man subtarsal durch das Septum auf dessen Vorderseite.

Es folgt die Periostinzision vor dem Septum am Infraorbitalrand. Dann wird das Periost nach dorsal abgehoben (Abb. 2.8). Geht man so vor, dann prolabiert kein Orbitainhalt, wenn nicht eine Fraktur des Randes mit Periostzerreißung vorliegt.

Cave
Es ist darauf zu achten, dass der M. obliquus inferior subperiostal abzulösen ist, wenn der Bereich freigelegt werden muss. So kann er nach Reposition der Weichgewebe korrekt reinserieren.

Beim Verschluss der Inzisionen kann Periost genäht werden, wenn die Ränder eindeutig identifizierbar sind. Muskeladaptionsnähte sind mit äußerster Vorsicht zu setzen oder zu unterlassen, um ein Ektropium zu vermeiden. Die Haut wird mit 6-0 Fäden genäht; Konjunktivanähte können – bei Bedarf – fortlaufend genäht werden.

Inzisionen für die Exposition der medialen Wand

Kaudale Anteile der medialen Wand können von einer subziliaren oder einer konjunktivalen Inzision erreicht werden, letztere kann nach medial oben durch oder hinter der Caruncula extendiert werden (◘ Abb. 2.9, ◘ Abb. 2.10). Eine weiter kranial reichende Exposition ist über eine Inzision in einer Falte des Oberlides möglich. Von der Hautinzision wird subkutan in Richtung medialer Wand präpariert. Hier wird der M. orbicularis oculi entsprechend dem Faserverlauf durchtrennt und auf die mediale Orbitawand inzidiert. Der Tränensack darf nicht verletzt werden. Subperiostal wird die Wand exponiert. Die Fossa lacrimalis mit der dorsalen Crista und der Ansatz des Lidbandes können dargestellt werden.

Am lateralen Nasenrand kranial des medialen Lidbandes und etwas anterior davon sollte eine gebogen nach oben laufende oder bewusst winkelförmig angelegte Inzision direkt bis auf den Knochen geführt werden. Subperiostal wird dann nach dorsal und kaudal die mediale Orbitawand dargestellt. Im Gegensatz zu den vorher genannten Inzisionen liegt diese nicht in einer Hautfalte.

Inzisionen für die Exposition der lateralen Wand

Eine Inzision knapp am Oberrand des lateralen Teils der **Augenbraue** wird durch die Haut parallel zu den Haaren geführt. Der M. orbicularis oculi wird über der Sutura zygomaticofrontalis in Faserrichtung gespalten. Das Periost wird parallel zum Orbitarand inzidiert und subperiostal der Orbitarand und die laterale Wand an der Innenseite dargestellt. Die Fissurae orbitales superior und inferior sind erreichbar.

Für den **Lidfaltenschnitt** wird im lateralen Drittel einer Falte des Oberlides eine Hautinzision geführt. Auf dem M. orbicularis oculi wird nach lateral präpariert, über dem lateralen Orbitarand der Muskel parallel zu seinen Fasern gespalten und so das Periost erreicht (◘ Abb. 2.9).

Inzision für die Exposition des Orbitadachs

Von einer Inzision unter der Augenbraue oder in einer Oberlidfalte kann nach Inzision des M. orbicularis oculi unter diesem, aber über dem M. levator palpebrae superioris, der Orbitarand erreicht und das Periost inzidiert werden (Cave! N. supraorbitalis) (◘ Abb. 2.8).

Für weite Expositionen der medialen, oberen und lateralen Orbitawand ist eine koronare Inzision ideal. Nach temporärer Entfernung der lateralen Orbitawand kann auch der Orbitaboden in seiner ganzen Ausdehnung dargestellt werden.

Zugang durch die Kieferhöhle

Manchmal gelingt es nicht, über einen subziliaren oder konjunktivalen Zugang den Orbitaboden oder das prolabierte Gewebe zu reponieren. Von einer vestibulären Inzision knapp in der mobilen Gingiva wird dann subperiostal die faziale Kieferhöhlenwand dargestellt. Unter Schonung des N. infraorbitalis wird ein Fenster von etwa 1,5 cm Seitenlänge umschnitten. Nach Spülung der Kieferhöhle kann mit Elevatorien oder einem Finger der Orbitaboden angehoben werden und gleichzeitig von kranial die Reposition kontrolliert werden. Eine Ablösung der Schleimhaut ist nur bei nicht lösbarer Inkarzeration erforderlich. Die Kieferhöhlenwand wird später mit resorbierbaren Nähten oder einer Mikroplatte wieder in situ fixiert.

Reposition der Orbitawände

Mit Häkchen und Elevatorien können die Orbitawände in Position gebracht werden. Ist die Stabilität gering, wird eine resorbierbare Folie, z.B. eine 0,3 mm Polydioxanonfolie, eingebracht. Sie soll sich am festen Teil des Bodens abstützen. Sie darf jedoch nicht am Boden seitlich so weit kranial aufliegen, dass sie das Orbitavolumen verkleinert. Es können auch resorbierbare Folien direkt oder erwärmt angepasst werden. Ferner gibt es speziell geformte Titangitter, die am Infraorbitalrand mit Schrauben fixiert werden.

Es ist darauf zu achten, dass der Orbitaboden nach dorsal konvex ansteigt und den Bulbus so von dorsal stützt. Es ist dies für die Reposition und das Anpassen von Folien und Gittern zu beachten. Die Orbitabodenstützungen können ein neuerliches Absinken loser kaudal der Abstützung gelegener Fragmente nicht sichern. Sie sollen jedoch einen Prolaps von Orbitainhalt verhindern, bis sich eine stabile Narbe gebildet hat. Vom Periost kann sich auch neuer Knochen bilden.

Eine exakte Kontrolle der Position, besonders bei Trümmerfrakturen, bietet die Navigation. Dabei kann die reponierte Fläche mit dem präoperativ festgelegten Soll verglichen werden.

Bei instabilem Boden ist auch die Stützung von der Kieferhöhle her möglich. Ein 2 cm breiter, mit Antibiotikasalbe bestrichener Jodoformstreifen wird dazu verwendet. Die Jodoformtamponade wird in Schichten eingelegt und über den unteren Nasengang in die Nase ausgeleitet. Die orbitale Kontrolle ist erforderlich. Die Stützung sollte 3 Wochen belassen werden. Sie wird günstigerweise in Narkose entfernt. Auch mit steriler Kochsalzlösung füllbare Ballons für die Kieferhöhle (Kieferhöhlenendothese) wurden entwickelt (Krenkel 1989). Sie bieten Vorteile gegenüber den ebenfalls einsetzbaren Blasenkathetern und können vor der Entfernung probatorisch entlastet werden.

Nur äußerst selten gehen die Fragmente des Orbitabodens verloren, kleinste dislozierte Splitter im Verlauf des N. infraorbitalis sollten aber durchaus entfernt werden. Es ist auch primär eine Rekonstruktion mit Knochen möglich. Dies ist jedoch meist sekundären Eingriffen vorbehalten. Es kann Knochen vom Ramus mandibulae (äußere Kortikalis), dem Becken oder der Calvaria jeweils monokortikal verwendet werden.

Postoperative Kontrolle

> **Unmittelbar postoperativ (!) muss der Visus kontrolliert werden.**

Eine CT-Kontrolle ist empfehlenswert, wenn Fremdmaterial eingebracht wurde und/oder wenn Repositionen durchgeführt wurden, oder wenn postoperativ Funktionsstörungen bestehen.

Bei normalem Visus erfolgt nach dem ersten Abschwellen, etwa am 3. postoperativen Tag, eine augenärztliche Kontrolle. Durch Ödeme und Hämatome ist die Funktionsbeurteilung noch nicht definitiv. Ein Enophthalmus sollte jedenfalls rückläufig sein. Ebenso soll eine mechanisch bedingte Muskelfunktionsstörung gebessert sein. Der Muskel kann aber durch das Trauma eine aktive Funtionsbeeinträchtigung für Wochen, evtl. dauernd, behalten.

Eine Anästhesie oder Hypästhesie des N. infraorbitalis kann postoperativ auftreten bzw. weiter bestehen; sie kann Monate anhalten und andauernd verbleiben.

2.2.5 Komplikationen

Retraktionen des Unterlides, Ektropium oder Entropium kommen besonders bei unsachge-

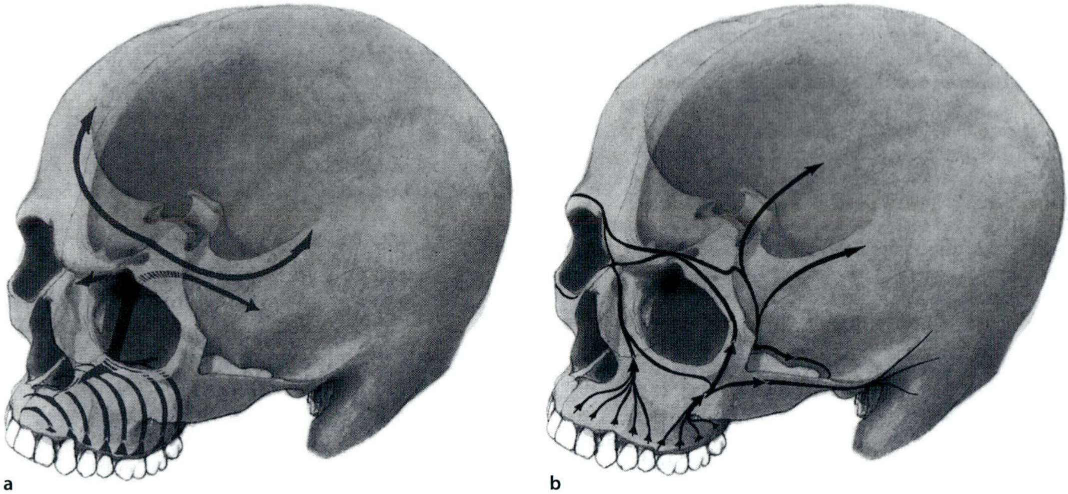

a

b

Abb. 2.11a, b Trajektorieller Aufbau des Schädels. a Innenliegende Trajektorien. b Außenliegende Trajektorien

mäßer Naht vor. Es ist streng zu vermeiden, dass nicht zueinander gehörende Teile miteinander vernäht werden. Im Zweifelsfall keine Naht setzen! Bei starker Fehlstellung ist eine sofortige Revision erforderlich. Sonst soll etwa 9 Monate zugewartet werden. Entropium- und Ektropiumkorrekturen sind dann angezeigt. Ödeme der Lider kommen lang anhaltend bei oben genannten Techniken kaum vor. Bei infraorbitalen Inzisionen waren sie häufiger.

Infektionen sind insbesondere von der Kieferhöhle oder den Siebbeinzellen her möglich (Antibiotikaprophylaxe, abschwellende Nasentropfen). Eine Exposition von Fremdmaterial gegen die Sinus ist ungünstig und für eine Infektion anfällig.

Enophthalmus

Durch fehlerhafte Reposition (erweiterte Orbita) oder Fettgewebsatrophie kann es zum Enophthalmus kommen. Ist eine Repositionskorrektur nicht möglich, wird mit Knorpel (Rippe), Knochen oder Titangitter eine Korrektur an den Wänden durchgeführt. Es ist besonders auf die retrobulbäre Stützung zu achten. 3 D-Modelle sind in der Planung hilfreich.

2.3 Frakturen des Mittelgesichts

2.3.1 Einleitung

Die Ossa nasale, maxillare, palatinum und zygomaticum bilden das Skelett des mittleren Gesichtsdrittels. Es zeigt eine Leichtbaukonstruktion mit verstärkten Trajektorien, welche die Kräfte, die beim Kauen wirken, auf die Schädelbasis und die Calvaria weiterleiten. Das erste Trajektorium erstreckt sich von den Alveolen der Frontzähne und des Eckzahns über den Rand der Apertura piriformis zum Processus frontalis der Maxilla und dann zum Stirnbein. Das zweite läuft im Alveolarfortsatz der Prämolaren und ersten Molaren über die Crista zygomaticoalveolaris zum Jochbein und über den lateralen Orbitarand zum Stirnbein.

Das dritte reicht von den letzten Oberkiefermolaren über das Tuber maxillae zu den Processus pterygoidei zur Schädelbasis (Corpus ossis sphenoidalis). Querverstrebungen bestehen infra- und supraorbital. Die vorderen beiden Trajektorien und die queren Verstrebungen sind bevorzugte Orte der sicheren Reposition und Osteosynthese (Abb. 2.11).

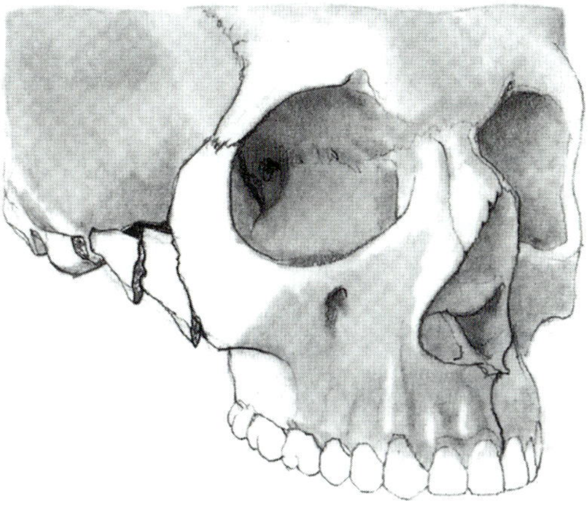

■ Abb. 2.12 Dislozierte Jochbogentrümmerfraktur

Bei Gewalteinwirkung mit flächenhafter Kraftverteilung gibt es aufgrund der Konstruktion des Mittelgesichts Häufungen bestimmter Frakturtypen. Bei Einwirkung großer Kräfte auf kleine Flächen ist aber jede Art von Fraktur möglich.

Klassifikationen lassen statistische Beurteilungen erst möglich werden. Im Einzelfall ist eine einfache oder komplexe Fraktur aber am sichersten durch den exakten Frakturverlauf und nicht durch eine Klassifikation zu beschreiben.

2.3.2 Zygomatikoorbitale Frakturen

Allgemeines

Die **Jochbogenfraktur** (■ Abb. 2.12) betrifft den Processus temporalis des Os zygomaticum und den Processus zygomaticus des Os temporale. Typisch ist eine Impression nur des Bogens durch Kräfte, die von lateral wirken, was zu isolierten Jochbogenfrakturen führen kann. Dislozierte Frakturen des Jochbeins gehen auch mit einer Frakturstelle am Jochbogen einher. Bei Stauchung nach dorsal sind auch laterale Verlagerungen von Segmenten möglich. Eine sekundäre Dislokation kann durch den Zug des M. masseter nach kaudal entstehen. Durch die Fascia temporalis wird dem entgegengewirkt.

Typisch für die besonders ausgeprägte Jochbogenfraktur ist die Kieferklemme oder auch Kiefersperre je nach Mundöffnung im Augenblick des Traumas.

Jochbeinfrakturen sind die häufigsten Gesichtsschädelfrakturen. Jochbeine können in sich gebrochen sein. Bei Aussprengung aus ihrem Verbund mit den Nachbarknochen laufen die Frakturen meist nahe an den Nähten. Typische Frakturstellen sind daher:

- die Sutura zygomaticofrontalis (zum Stirnbein)
- die laterale Orbitawand (zum großen Keilbeinflügel)
- am Orbitaboden und der fazialen Kieferhöhlenwand und Crista zygomaticoalveolaris (zur Maxilla) und
- am Jochbogen (zum Schläfenbein)

Jochbeinfrakturen sind bei Dislokation immer Orbitawandfrakturen. Das für die Orbitawandfrakturen Gesagte gilt auch für sie.

Die **Dislokation des Jochbeins** folgt der Richtung der Krafteinwirkung und sekundär dem Zug des M. masseter. Primär verschleiert die Schwellung oft das Ausmaß der Verlagerung (■ Abb. 2.13, ■ Abb. 2.14).

Symptomatik

Hämatome finden sich vor und hinter dem Septum orbitale an der Haut und den Konjunktiven, aber auch an der Wange und im Vestibulum oris. Die Kieferhöhle zeigt typischerweise einen Blutspiegel, aus ihr kann Blut in die Nase fließen.

Der N. infraorbitalis läuft in der Maxilla im Canalis infraorbitalis, wird aber bei medialer Dislokation des Jochbeins häufig eingeklemmt. Es kommt zu **Sensibilitätsstörungen** an Oberlippe, Nasenflügel, Lippenschleimhaut und Gingiva. Die Front- und Eckzähne zeigen eine Hyp- oder Anästhesie. Durch Einbeziehung der Rr. dorsales des Plexus alveolaris superior können alle Zähne desensibel werden. Der Patient empfindet Sensibilitätsausfälle als Okklusions-

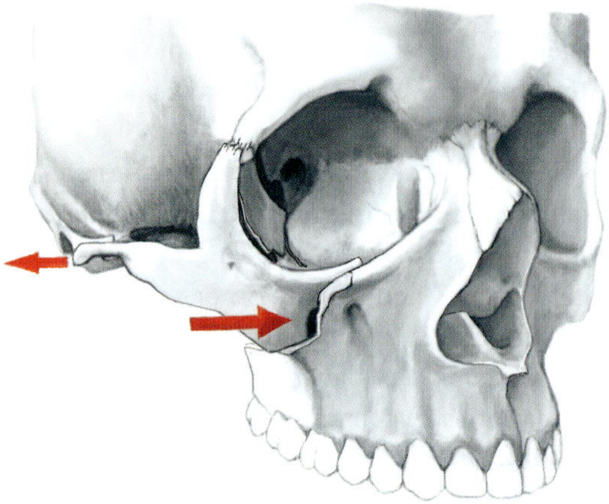

Abb. 2.13 Medial dislozierte Jochbeinfraktur

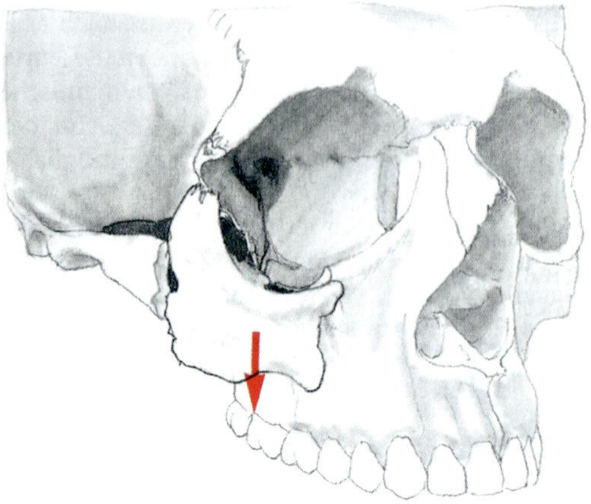

Abb. 2.14 Kaudal dislozierte Jochbeinfraktur

störung. Der N. zygomaticus sendet die Rr. zygomaticofacialis und zygomaticotemporalis durch das Corpus ossis zygomatici nach lateral zur sensiblen Versorgung der Schläfe und Wange.

Motorische Störungen sind selten. Der N. facialis läuft über den Jochbogen zur Stirn und über das Jochbein zum M. orbicularis oculi und zu den Mm. zygomatici sowie den Mm. levator labii superioris alaeque nasi und levator anguli oris. Bevorzugt durch Quetschung gegen die Unterlage, aber auch durch Hämatome können Fazialisäste geschädigt werden. Hämatome in der fazialisinnervierten Muskulatur verursachen auch ohne Nervenschädigung teilweise eine vorübergehende Beeinträchtigung der Motorik. Eine eingeschränkte Kieferöffnung kann bei Medialdislokation und Dorsalverlagerung durch Behinderung der Bewegung des Processus coronoideus mandibulae entstehen. Auch bei reinen Jochbogenbrüchen ist dies manchmal der Fall. An der Jochbogenwurzel können auch Teile des M. temporalis bei Frakturen eingeklemmt werden. Eine Kaudalverlagerung des lateralen Orbitarandes mit dem Ligamentum palpebrale laterale führt zu einer nach lateral abfallenden Lidspalte.

Schmerzen sind typischerweise als Druckschmerzen an der Sutura zygomaticofrontalis, am Infraorbitalrand und der Crista zygomaticoalveolaris feststellbar, auch bei nicht dislozierten Frakturen.

Radiologische Diagnostik

Geneigte Nasennebenhöhlenaufnahmen und Korbhenkelaufnahmen des Jochbogens geben eine gute Übersicht. Wesentliche Bedeutung kommt aber auch hier der CT-Diagnostik der Orbita zu.

Therapie

Der augenärztliche Befund ergibt die Dringlichkeit des Eingriffs. Bei fehlender ophthalmologischer Dringlichkeit kann bis zu einer Woche zugewartet werden.

> **Eine sofortige operative Intervention (in den ersten 3–4 Tagen) kann dann vermieden werden, um dem unmittelbar posttraumatisch auftretenden Hämatom und/oder Ödem eine gewisse Rückbildung einzuräumen (Abschnitt 2.2.4).**

Reine Jochbogenfrakturen werden mit einem Einzinkerhaken reponiert, der von einer Stichinzision kaudal des Bogens eingeführt wird. Bei fühlbarem Einrasten kann ein stabiles Ergebnis erwartet werden. Zur Reposition können auch Raspatorien verwendet werden. Sie werden von

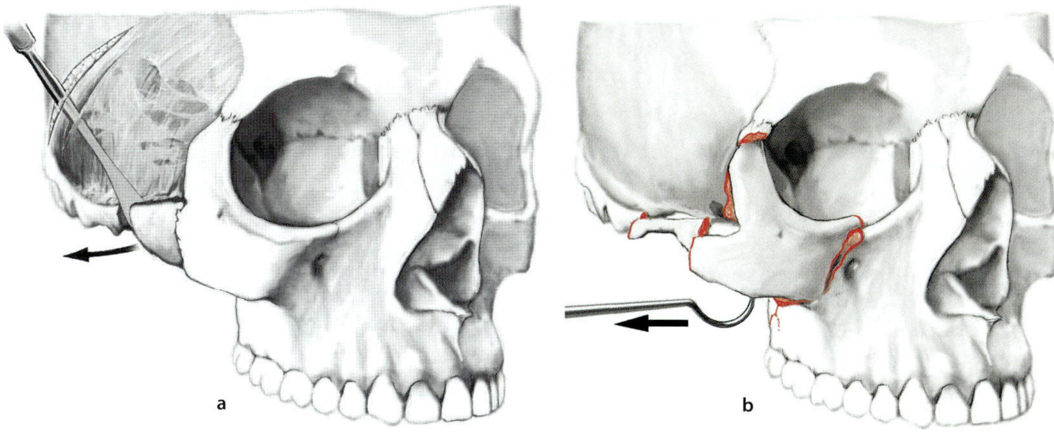

■ **Abb. 2.15a, b** Jochbeinreposition mit dem Einzinkerhaken oder Raspatorium bzw. Elevatorium

einer dorsalen oberen Mundvorhofinzision, von der Augenbraueninzision oder von der Region kranial anterior des Ohrs, nach Hautinzision unter den Jochbogen vorgeschoben (■ Abb. 2.15). Das Repositionsergebnis kann intraoperativ sonografisch kontrolliert werden. Da eine Dislokation auch nach der Reposition wieder möglich ist, muss jedenfalls postoperativ eine radiologische Kontrolle erfolgen. Bei Redislokation um mehr als Knochenbreite soll eine Plattenosteosynthese durchgeführt werden.

Für Frakturen nahe dem Jochbeinkörper kann man von einem Augenbrauenschnitt zugehen. Die Schrauben werden mit einem Transbukkalset gesetzt. Für dorsale Frakturen und Zertrümmerungen ist eine aurikuläre Inzision mit Extension in die Schläfe gut geeignet (■ Abb. 2.16). Man kann unter sicherer Schonung des N. facialis den gesamten Jochbogen exponieren. Die Inzision folgt dem Tragus und dann einer präaurikulären Falte in die Schläfe, leicht nach ventral ansteigend. Es wird der M. temporoparietalis bis auf die oberflächliche Temporalisfaszie inzidiert. Auf dieser wird bis fingerbreit vor das Ohr präpariert und die Wurzel des Jochbogens dabei freigelegt. Es folgt eine Inzision durch das Periost der Jochbogenwurzel über der Fossa mandibularis. Diese läuft weiter durch die Faszie nach kranial anterior in

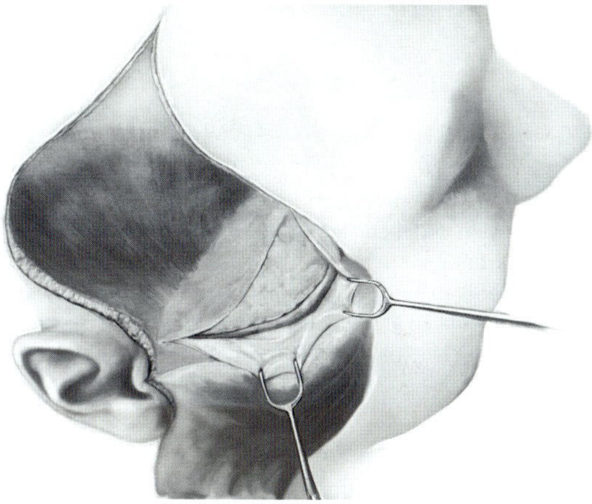

■ **Abb. 2.16** Dorsaler Zugang zum Jochbogen

Richtung zur Mitte der Stirnhöhe. Dann wird subperiostal und subfaszial nach vorne präpariert. Es liegen die Fazialisäste so immer lateral der Präparationsebene. Die Hautinzision kann zu einer koronaren Schnittführung weitergeführt werden. In diesem Falle kann man durch Umschlagen der Galea die gesamten Jochbeine ebenfalls von kranial freilegen. Bei Trümmerfrakturen schafft dies einen sehr guten Überblick und eine Symmetriebeurteilung. Durch Ablösung des M. temporalis aus seinem Ursprungsfeld im ventralen Bereich kann die laterale Augenhöhlenwand vollständig

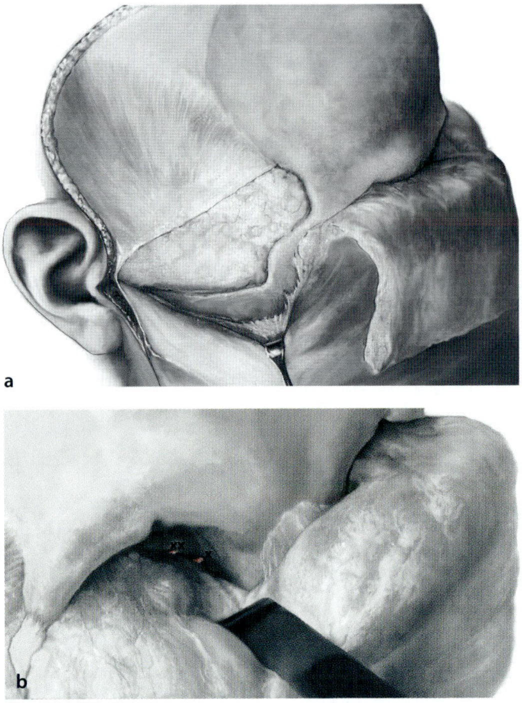

Abb. 2.17a,b Zugang zum Jochbeinkörper und der kranialen, lateralen und medialen Orbitawand. **a** Koronarer Zugang mit frontal subperiostaler und über dem M. temporalis subfaszialer Präparation. **b** Darstellung des Jochbogens der lateralen, kranialen und medianen Orbitawand mit Darstellung der Fossa lacrimalis, der Aa. ethmoidales anterior (x) und posterior (xx)

bis zur Fissura orbitalis inferior dargestellt werden (Abb. 2.17).

Beim Verschluss sollen 2 Drainagen 10-0 nach retroaurikulär ausgeleitet werden, sie sind als Sogdrainagen wirkungsvoller. Eine Platte eines 2 mm-Miniplattensystems, bei geringer Weichgewebedeckung eines 1,5 mm-Systems, genügt zur Stabilisierung des Jochbogens.

Cave

Bei gleichzeitiger Jochbeinfraktur ist auf die korrekte sagittale Relation unbedingt zu achten, um Abflachungen des Jochbeins nach dorsal zu verhindern. Eine starke laterale Auswölbung des Jochbogens ist ebenfalls zu vermeiden.

Bei **minimal dislozierten Jochbeinfrakturen** kann auf eine operative Therapie verzichtet werden. Die Reposition kann sozusagen geschlossen mit dem Einzinkerhaken erfolgen. Er wird von einer Stichinzision aus unter den Jochbeinkörper eingeführt. Eine Hand stützt sich an der Schläfe, mit der anderen wird extendiert. Bestand an der Sutura zygomaticofrontalis keine Diastase, kann bei einfachen Frakturen auf eine Retention verzichtet werden.

Dislozierte Jochbeinfrakturen

Besteht durch Fragmentverlagerungen am Orbitaboden eine Indikation zur Inspektion, soll dieser vor der Einzinkerreposition eingesehen werden. Auch die anderen Frakturstellen, die für eine Osteosynthese vorgesehen sind, werden vor der Reposition freigelegt, um den Erfolg unter Sicht zu beurteilen. Je nach Ort und Ausmaß der Dislokation bzw. dem Vorliegen von zusätzlichen Fragmenten werden die laterale Orbitawand, der Orbitaboden und die faziale Kieferhöhlenwand freigelegt.

Typischerweise liegen die Osteosynthesen an der Sutura frontozygomatica, dem Infraorbitalrand und der Crista zygomaticoalveolaris. Am stabilsten ist die Versorgung mit Platten an allen 3 Orten; manchmal genügen 1 oder 2 Platten. Liegen Einzelfragmente der Kieferhöhlenwand vor, sollen diese auch reponiert und stabilisiert werden. Für die Osteosynthese genügen 1,5 mm-Platten, am Infraorbitalrand 1,0 bis 1,2 mm-Platten. Ob mit 1, 2 oder 3 Platten stabilisiert wird, soll individuell entschieden werden. Man wird mindestens am Ort der größten Dislokation eine Platte setzen müssen (Abb. 2.18).

Die laterale Orbitawand soll inspiziert werden, wenn im CT quere Fragmente vorliegen. Zu ihrer Einstellung muss bei schweren Dislokationen eine Darstellung von lateral erfolgen. Eine Osteosynthese der äußeren Wand von lateral folgt. Sie sichert dann die räumlich korrekte Einstellung des Jochbeins besonders anterior-posterior und vertikal (Abb. 2.19).

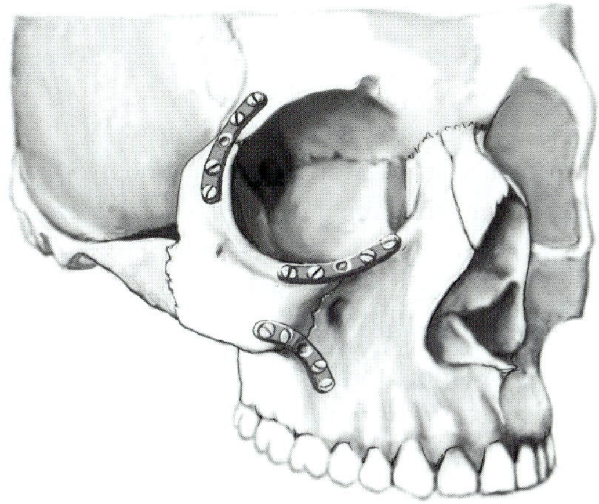

Abb. 2.18 Osteosynthesen einer Jochbeinfraktur

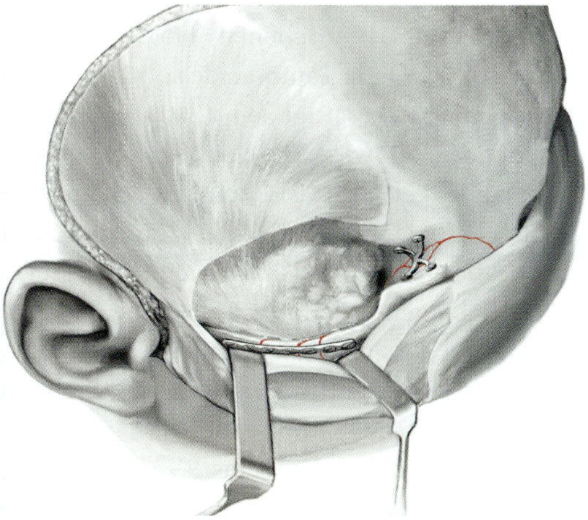

Abb. 2.19 Osteosynthese einer Jochbogentrümmerfraktur und lateralen Orbitawandfraktur von einem dorsalen Zugang

2.3.3 Frakturen des nasoorbitoethmoidalen Bereichs

Sie umfassen Frakturen des Os nasale, des Os frontale, des Processus frontalis maxillae, des Os lacrimale und des Os ethmoidale.

Frakturen des Nasenbeins

Häufig brechen die Nasenbeine zusammen mit dem Processus frontalis der Maxilla. Durch Gewalteinwirkung von vorne und unten kann die Cartilago nasi lateralis vom Knochen an der Apertura piriformis abscheren. Das knorpelige Nasenskelett kann mitfrakturieren oder isoliert gebrochen sein. Dabei kann auch das knorpelige Nasenseptum aus seiner Verbindung zum Knochen (Maxilla und Vomer) luxiert werden. Die von vorne oder lateral wirkende Kraft führt zu lateralen Verschiebungen und Kippungen sowie Abflachungen. Die Nasenbeine und die Fortsätze der Maxilla bilden einen stabilen Knochenpfeiler. Bei Gewalteinwirkung von vorne oder vorne seitlich kommt es neben Brüchen dieser Strukturen zur Einstauchung nach dorsal. Damit gehen Brüche des Siebbeins, des Tränenbeins und des Nasenseptums einher. Die Schädelbasis kann mitbeteiligt sein. Gefährdet sind die Tränenwege und die Ansätze des Ligamentum palpebrale.

Das Ligamentum palpebrale mediale hat einen anterioren Schenkel, der an der Crista lacrimalis anterior – am Processus frontalis maxillae – ansetzt, der dorsale Schenkel inseriert an der Crista lacrimalis posterior des Tränenbeins. Dazwischen liegt der Saccus lacrimalis in der Fossa lacrimalis. Die mediale Orbitawand kann durch Verlagerungen mit betroffen sein.

Symptomatik

Durch Hämatome, Schwellung und Fragmentverlagerung kann die Belüftung der Riechschleimhaut gestört und damit das Riechvermögen beeinträchtigt sein. Die Nasenatmung ist oft einseitig oder beidseitig gestört. Bei alten Frakturen besteht ein Teil dieser Symptome, es fehlen aber Hämatome oder Verschieblichkeit der Fragmente. Das gesamte Nasenskelett soll abgetastet werden. Die Ränder der Apertura piriformis (Maxilla und Ossa nasalia) sind zu beurteilen. Die innere Nase ist mit einem Spekulum auf Weichgewebeverletzungen und Hämatome sowie Frakturdislokationen zu untersuchen. Die Nasenwurzel kann eingesunken und seitlich verlagert oder gekippt sowie abgeflacht sein. Hämatome der Frakturregion und der Ober- und Unterlider können bestehen. Ebenso sieht man Bindehautblutungen und Blutungen aus der Nase (Schleimhaut und Knochen). Ein Luftemphysem der Haut und im Bereich der Orbita ist möglich. Bei Fragmentdislokation des Knochenteils, der dem Ligamentum palpebrale mediale als Ansatzpunkt dient, kommt es häufig zu einer Verbreiterung des interkanthalen Abstandes (32–34 mm beim Erwachsenen). Bei Ausriss des Bandes ist dieses meist durch das Hämatom und die Schwellung nach anterior verlagert. Der innere Lidwinkel ist zusätzlich durch den Zug des M. orbicularis oculi abgerundet. Durch Traktion am Ober- und Unterlid nach lateral lässt sich die fehlende Fixation nachweisen.

Radiologische Diagnostik

Eine seitliche Schädelaufnahme – eingeblendet auf den Nasenbereich – ermöglicht die Beurteilung des Profils. Die geneigte Nasennebenhöhlenaufnahme (okzipitomentaler Strahlengang) erlaubt es, die Begrenzung der Apertura piriformis und die Nasenbeinposition in der Frontalebene sowie die Septumlage zu beurteilen. Die Belüftung der Nase und der Sinus ist erkennbar. Ein CT in axialer und frontaler Schichtung gibt jedoch eine sicherere Information über die Frakturdislokationen. Die Schädelbasis sollte ebenfalls auf Frakturen untersucht werden. Intrakranielle Lufteinschlüsse geben einen Hinweis. Radiologisch können die Tränenwege mit Kontrastmittel dargestellt werden. Eine 3 D-Darstellung kann zusätzlich hilfreich sein. Das Nasenseptum, das Os ethmoidale und das Os lacrimale sind im CT sicher beurteilbar.

Therapie

Bei **Nasenbeinfrakturen** ist es günstig, eine erste Schwellung abklingen zu lassen, um die primäre Dislokation, die Ästhetik sowie das folgende Repositionsergebnis besser beurteilen zu können. Unter Fingerdruck und mit einer Walshamzange können seitliche Verlagerungen gerade gestellt werden. Die Walshamzange wird mit einer Branche außen an der Haut und einer innen angelegt. Zudem können Elevatorien verwendet werden, um Impressionen besonders des Processus frontalis der Maxilla aufzurichten (◘ Abb. 2.20, ◘ Abb. 2.21). Dies ist zur Wiederherstellung der Ästhetik und der Nasenbelüftung wichtig. Auch Dorsalverlagerungen können mit dem Elevatorium gehoben werden. Zur Stellung des Septums dient die Aschzange. Nach Reposition können Schleimhautrisse, wenn erreichbar, genäht werden. Septumhämatome sollen inzidiert und abgesaugt werden. Es wird dann eine Septumschienung (◘ Abb. 1.8) mit transseptal gegeneinander genähten Kunststoffplatten angelegt, die 2–3 Wochen verbleiben soll.

Zur Stützung der reponierten Frakturen wird eine Tamponade mit 1–2 cm breiten, mit Antibiotikasalbe bestrichenen Jodoformstreifen durchgeführt. Diese Tamponade soll 2-mal vollständig mit Jod gesättigt sein (200% Jodoformtamponade). Sie wird in Schichten von kranial nach kaudal gelegt. Es ist darauf zu achten, dass sie die Fraktur tatsächlich stützt. Um trotz Tamponade die Nasenatmung zu ermöglichen, gibt es Septumschienen mit Röhren (Silicone Septumschiene, Fa. Welsinger, Wolkersdorf, Österreich). Zur Blutstillung bei diffuser Blutung verwendet man aufquellbare Tamponaden mit zentralen Röhren (Nasentamponade aus PVA, Fa. Spiggle und Theiss, Overath, Deutschland). Sie werden mit Salbe bestrichen eingeführt. Dann bringt man den Schaum durch Injektion von Antibiotikalösung zum Quellen.

Für die äußere Retention sind thermoplastische, formbare oder klebende metallverstärkte Folien oder Gipsverbände verfügbar. Ein stabiler Verband ergibt sich aus 7 Gipslagen mit Abstützung an der Stirn. Die Haut und die Augenbrauen sind vor dem Anlegen einzufetten. Mit Klebebändern können die nicht selbst haftenden Verbände an Stirn und Wange befestigt werden (◘ Abb. 2.22). Sicherer positioniert wird der Nasengips, wenn er mit elastischen Wickeln um den Kopf gegen das Hinterhaupt fixiert wird. Der Verband soll nach der Lockerung durch das Ab-

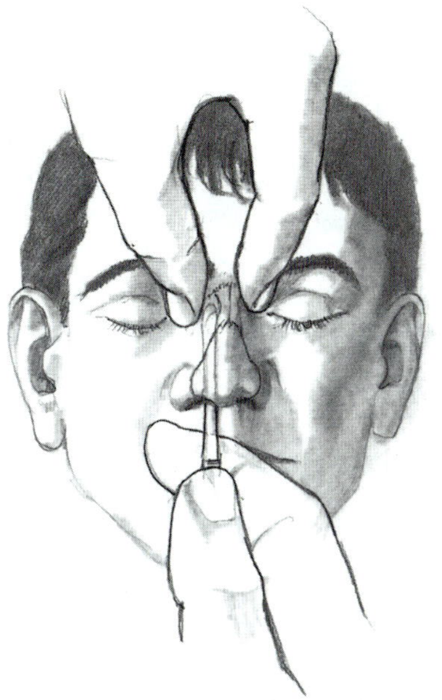

Abb. 2.20 Geschlossene Reposition einer Nasenbeinfraktur mit Elevatorium

schwellen erneuert und nach 7–14 Tagen abgenommen und noch nachts als Schutz getragen werden.

Bei offenen Frakturen können Lazerationen zur Reposition unter Sicht genützt werden. In diesen Fällen und wenn bei Frakturen des ganzen Nasoethmoidalkomplexes eine offene Reposition durchgeführt wird, ist die Stabilisierung mit Mikroplatten möglich. Es sind ganz flache Platten mit 1,0 oder 1,2 mm Schrauben zu verwenden.

Die Reposition **nasoethmoidaler Frakturen** gestaltet sich unter vollständiger Sicht nach koronarem Zugang günstiger. Durch senkrechte Schlitzung des Periosts über der Glabella und der Nase sind die Weichgewebe nach kaudal zur Darstellung des knöchernen Nasenskeletts abhebbar. Es können die medialen Orbitawände nach subperiostaler Ablösung der Trochleae dargestellt werden und es sind die Tränensäcke und die Fossae lacrimales mit den Lidbandansätzen einsehbar. Nasenbeine und Processus frontales der Maxilla sind offen reponierbar. Durch Osteosynthesen in sich und zum Os frontale ist eine Stabilisierung möglich. 3 D-Platten bieten räumliche Stabilität. Die mediale Orbitawand wird mit Häkchen und Dissektoren reponiert. Gelingt dies wegen der kleinen Zertrümmerung nicht, können resorbierbare Folien einen Prolaps von Orbitainhalt verhindern. Es ist auch die Einlagerung eines Knochentransplantats möglich (z.B. Tabula externa).

Ist das **Lidband** noch an einem Knochenfragment fixiert, wird dieses reponiert und mit einer Mikroplatte fixiert. Die Mikroplatte muss evtl.

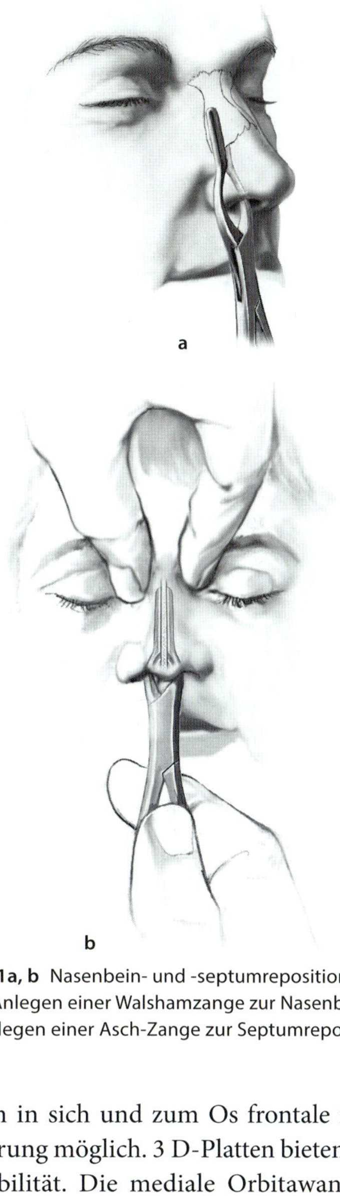

Abb. 2.21a, b Nasenbein- und -septumreposition mit Zangen. **a** Anlegen einer Walshamzange zur Nasenbeinreposition. **b** Anlegen einer Asch-Zange zur Septumreposition

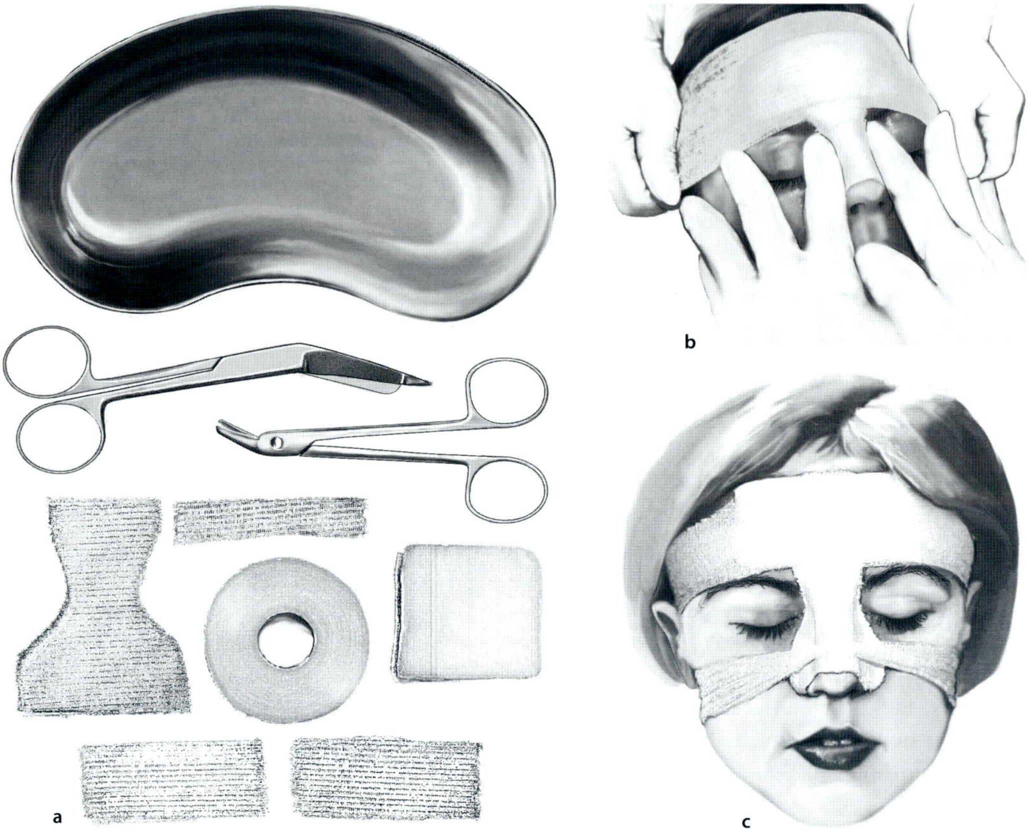

Abb. 2.22a–c Anlegen eines Nasengipses. **a** Vorgefertigte Gipslagen und Werkzeug. **b** Anlegen des Gipses. **c** Angewickelter Verband

über eine längere Strecke bis an einen stabilen Knochen reichen. An einer solchen Platte kann auch ein ausgerissenes Band befestigt werden. Zur Identifizierung wird der innere Lidwinkel mit dem stumpfen Ende einer Klemme nach medial gehalten. Die Naht erfolgt mit zwei nichtresorbierbaren monofilen Nähten 4-0 oder Drähten. Es ist eine eigene Drahtnaht mit Haken für die Verankerung im Handel (Titandraht für Lidbandeingriffe, Fa. Synthes, Oberdorf, Schweiz). Die Verankerung kann auch zur stabilen Gegenseite erfolgen. Die Drähte oder die Nähte werden dann bevorzugt über durchgestochene Kanülen zur Gegenseite durchgeführt. Die Verankerung kann dort direkt durch Naht am Knochen erfolgen. Für das Knüpfen oder Festziehen des Drahts ist es einfacher, den Draht oder die Naht vom Loch nach kranial umzulenken. Dort erfolgt die Fixierung am Loch einer Metallplatte (Abb. 2.23). Eine Fixation der beiden Ligamenta palpebralia transnasal gegeneinander ist auch möglich.

In seltenen Fällen kann bei sehr kleinen Fragmenten eine Reposition mit Osteosynthese nicht erfolgen. Eine äußere Schienung des skelettalen Anteils der Region über Kunststoff- oder Bleiplatten ist dann erforderlich. Über transnasale Matratzennähte können diese in Position gehalten werden (Abb. 2.24). Es besteht bei Trümmerfrakturen dieser Region eine Tendenz, die Ligamenta palpebralia zu weit anterior und zu wenig weit medial zu positionieren.

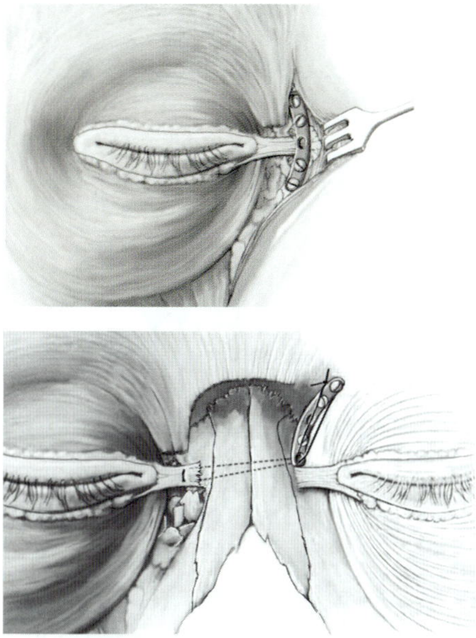

a

b

■ **Abb. 2.23a, b** Lidbandfixierungen. **a** Fixation eines mit einem Knochensegment ausgerissenen Lidbändchens. **b** Fixation eines ausgerissenen Lidbändchens zu einer Platte auf der Gegenseite

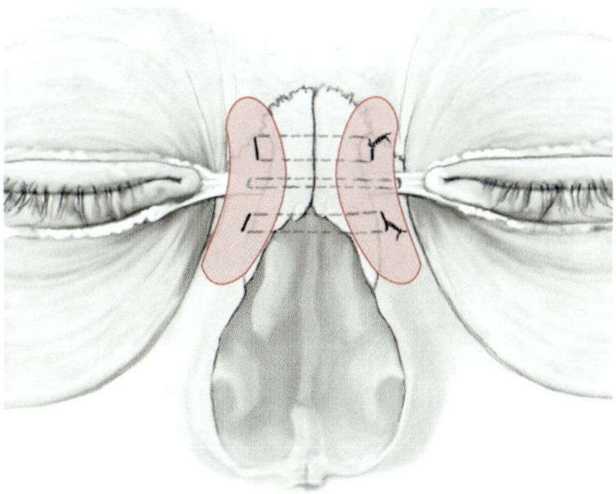

■ **Abb. 2.24** Blei- oder Kunststoffplättchen zur Fixation bei nasoethmoidalen Frakturen. Interligamentäre Naht. Kunststoffplättchen mit transversaler Fixation. Reposition und Retention der Trümmerfrakturen

2.3.4 Frakturen nach LeFort

Klassifikation

In Experimenten hat LeFort typische Frakturlinien festgehalten (LeFort 1901), die in einzelnen Fällen beidseitig in typischer Form auftreten. Es ist jedoch möglich, dass rechts und links der Typus unterschiedlich ist oder zusätzliche Fragmente vorliegen. Auch andere Klassifikationen, wie die nach Wassmund, sind gängig.

■ LeFort-I-Fraktur

Die Fraktur verläuft von der Apertura piriformis oberhalb der Zahnwurzeln zum Tuber maxillae und in die Fossa pterygopalatina (■ Abb. 2.25). Über die dorsale Kieferhöhlenwand läuft sie in der medialen basalen Kieferhöhlenwand wieder zur Apertur. Das Septum nasi ist kaudal frakturiert. Häufig ist in Verlängerung der Oberkieferfraktur auch der kaudale Teil des Processus pterygoideus (Laminae medialis und lateralis) gebrochen.

■ LeFort-II-Fraktur

Die Fraktur läuft von der Sutura nasofrontalis über die Sutura frontomaxillaris durch das Tränenbein oder dorsal davon zum Orbitaboden und somit zur Maxilla, von hier zum Infraorbitalrand und über die faziale Kieferhöhlenwand und die Crista zygomaticoalveolaris in die Ebene der LeFort-I-Fraktur (■ Abb. 2.26). Sie zieht um das Tuber maxillae in den Processus pterygoideus, um diesen herum durch die Lamina perpendicularis des Os palatinum und die mediale Kieferhöhlenwand und erreicht über das Ethmoid aufsteigend zur medialen Orbitawand die Nasenwurzel. Von dort erstreckt sich die Fraktur durch das Septum nasi nach dorsokaudal und endet am Hinterrand des Vomer.

■ LeFort-III-Fraktur

Der Gesichtsschädel wird vom Gehirnschädel abgesprengt. Von der Sutura nasofrontalis verläuft die Fraktur über die mediale Orbitawand und den Orbitaboden zur Fissura orbitalis inferior (■ Abb. 2.27). Die Jochbeine bleiben im Verbund mit der abgesprengten Maxilla, sodass die Fraktur von der Fissura orbitalis inferior an der lateralen Orbitawand zur Sutura zygomaticofrontalis nach kranial läuft und die Jochbögen

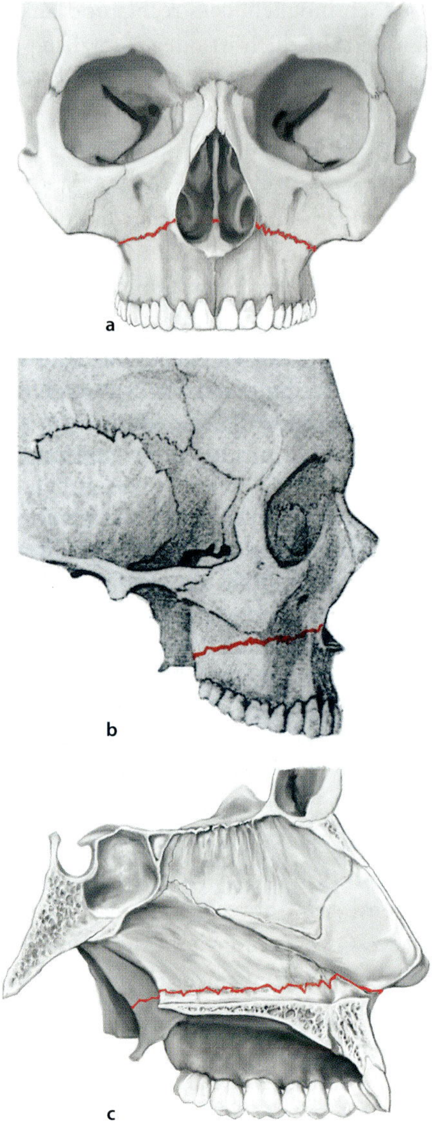

Abb. 2.25a–c Bruchlinienverlauf bei LeFort-I-Fraktur. **a** Frontalansicht. **b** Lateralansicht. **c** Paramedianschnitt

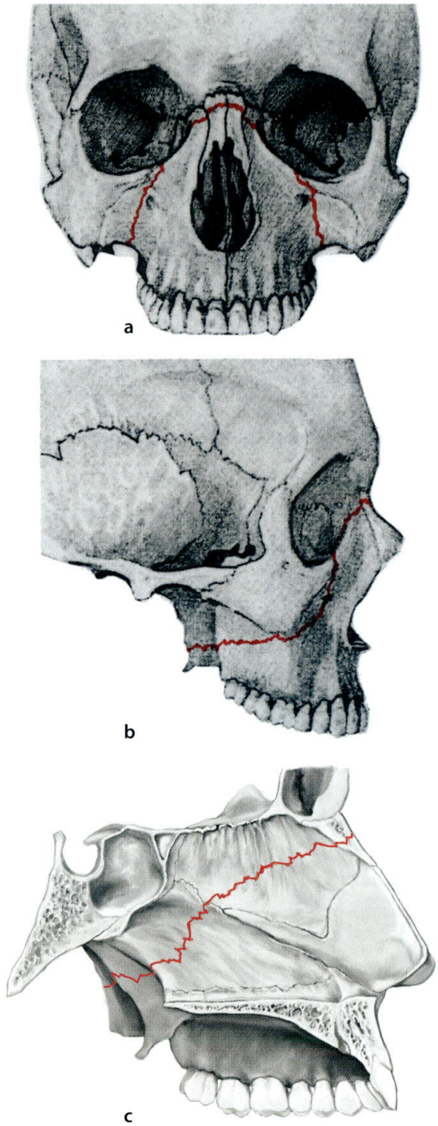

Abb. 2.26a–c Bruchlinienverlauf bei LeFort-II-Fraktur. **a** Frontalansicht. **b** Lateralansicht. **c** Paramedianschnitt

frakturiert sind. Von der Sutura nasofrontalis erreicht sie über die Innenseite durch das Ethmoid und die Lamina perpendicularis des Os palatinum die Fossa pterygopalatina. Die Processus pterygoidei können ebenfalls abgebrochen sein. Das Nasenseptum ist wiederum wie bei der LeFort-II-Fraktur beteiligt, oder auch kranialer frakturiert.

Die Fraktureneinteilung nach Wassmund differenziert 4 Typen (Wassmund 1927):

- Typ I: Abtrennung der Maxilla
- Typ II: Abtrennung der Maxilla und Nasenbeine und kaudalen Flügelfortsätze
- Typ III: Abtrennung der Maxilla, der Jochbeine, des Nasenseptums und der Flügelfortsätze

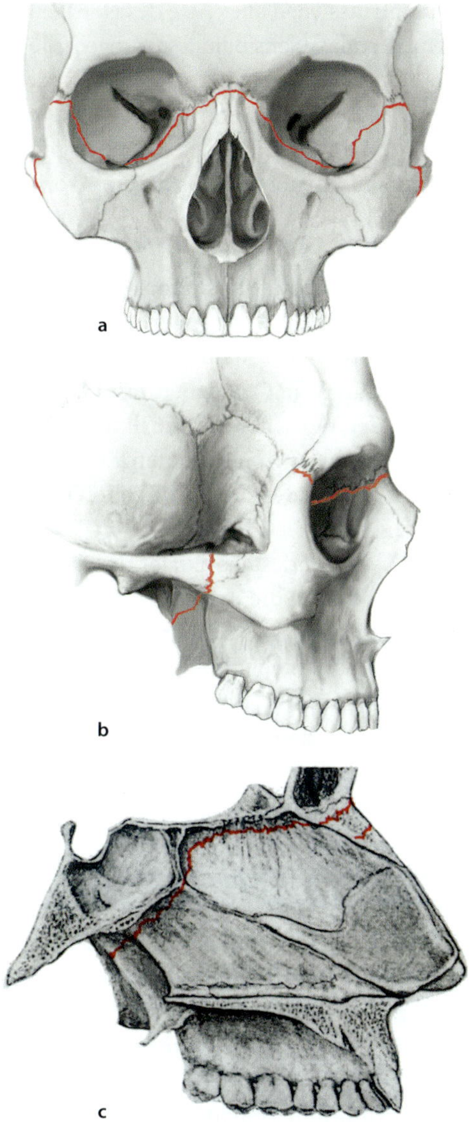

Abb. 2.27a–c Bruchlinienverlauf bei LeFort-III-Fraktur. **a** Frontalansicht. **b** Lateralansicht. **c** Paramedianschnitt

- Typ IV: Abtrennung des gesamten Gesichtsschädels vom Gehirnschädel

Breitflächige von anterior nach posterior gerichtete Krafteinwirkungen führen zu den LeFort- und Wassmund-Frakturen. Entsprechend ergibt sich die Verlagerung der Skelettteile. Die dünnen Knochenanteile außerhalb der Pfeiler an den pneumatisierten Räumen wirken als Knautschzonen. Bei größter Krafteinwirkung genügt dies nicht. Die Frakturen setzen sich auf den Gehirnschädel fort. Die Lamina cribrosa kann infolge der Ethmoidalfrakturen bei den Typen LeFort II und III beteiligt sein. Die Strebepfeiler übertragen die Kraft weiter auf das Stirnbein und das Keilbein, wo es auch zu Frakturen kommen kann. Die Mm. pterygoidei können bei allen drei LeFort-Frakturtypen den abgerissenen Komplex nach dorsokaudal verlagern. Es entstehen dabei Vorkontakte der Molaren und ein frontal offener Biss.

Symptomatik

Bei der **LeFort-I-Fraktur** liegen Hämatome und Blutungen im Frakturbereich. Blutungen erfolgen meist aus der Nase. Es soll dort auf Schleimhauteinrisse untersucht werden. Zur Prüfung der Beweglichkeit stützt man sich auf die Jochbeine und bewegt mit der anderen Hand den zahntragenden Teil des Oberkiefers (Abb. 2.28). Die Frakturstellen an der Crista zygomaticoalveolaris sind druckschmerzhaft. Die Dislokation erfolgt meist nach dorsal; sie kann durch Zug der Mm. pterygoidei verstärkt werden und in eine dorsokaudale Richtung gehen. Es besteht dann ein frontal offener Biss mit Molarenvorkontakt. Bei zusätzlichen sagittalen Oberkieferfrakturen entsteht meist eine Verbreiterung. Sensibilitätsstörungen können am Plexus alveolaris superior, am N. palatinus und am N. incisivus vorliegen.

Bei der **LeFort-II-Fraktur** bestehen Druckschmerz und Hämatome an den Frakturlinien. Zur Prüfung der Beweglichkeit liegt eine Hand auf der Sutura frontonasalis bzw. am Infraorbitalrand, die andere versucht den Oberkiefer am Alveolarfortsatz zu bewegen (Abb. 2.29). Man spürt die Bewegung im Bruchspalt. Die Dislokation ist meist nach dorsal oder dorsokaudal gerichtet. Okklusionsstörungen (ggf. mit offenem Biss) liegen bei Dislokation vor. Sensibilitätsstörungen können an allen Ästen des N. maxillaris bestehen.

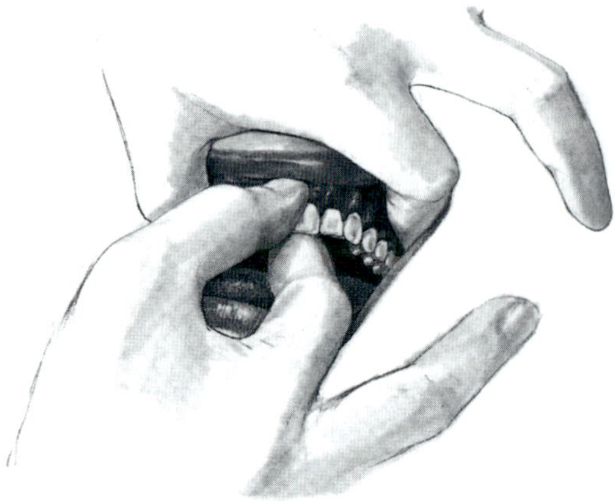

■ **Abb. 2.28** Mobilitätstest bei LeFort-I-Frakturen

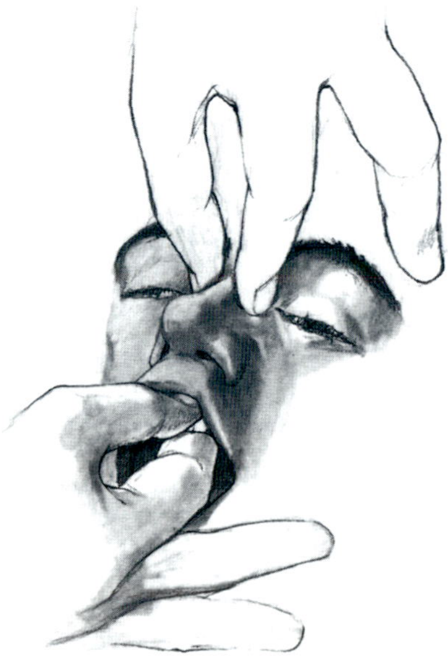

■ **Abb. 2.29** Mobilitätstest bei LeFort-II-Frakturen

Bei der **LeFort-III-Fraktur** liegen ebenfalls Druckschmerz und Hämatome an den Frakturstellen vor (■ Abb. 2.30). Die Dislokation ist nach dorsal gerichtet. Wegen der großen Gewalteinwirkung, die für die Entstehung dieser Fraktur nötig ist, besteht meist auch eine Abflachung des Mittelgesichts, häufig eine Verbreiterung. Okklusionsstörungen sind feststellbar. Da die Frakturen bis an die Schädelbasis gehen, können sich diese auch in die Durchtrittsstellen aller Äste des N. trigeminus fortsetzen, sodass Sensibilitätsstörungen alle Äste bereits zentral betreffen können. Motorische Störungen bestehen nur, wenn der N. mandibularis am Stamm betroffen ist oder eine Schädelbasisfraktur an der Fissura orbitalis superior vorliegt.

Bildgebende Diagnostik

Schädelaufnahmen im posterior-anterioren und seitlichen Strahlengang sowie eine geneigte Nasennebenhöhlenaufnahme und eine Orthopantomografie (OPT) ergeben eine Übersicht. Die Orte der typischen Frakturlinien sind auf Stufen und Dehiszenzen zu prüfen. Einblutungen in die entsprechenden Nasennebenhöhlen geben Hinweise.

Die CT in mindestens axialer und koronarer Schichtung erlaubt die exakte Diagnostik. Auch nicht dislozierte Frakturen sind erkennbar. Im Bereich der Nasennebenhöhlen und Orbitawände sind nur mit dem CT die Dislokationen genau darstellbar. Die Halswirbelsäule soll in die Diagnostik einbezogen werden. Bei Beteiligung der Orbita ist ein augenärztliches Konsil erforderlich.

Therapie

Neben der Notfalltriage richtet sich die Dringlichkeit einer operativen Therapie nach dem Vorliegen von Blutungen und den Befunden der augenärztlichen Untersuchung (s. oben). Frakturen nach LeFort II und III können mit Atemwegsbehinderungen einhergehen. Die Patienten sind oft **intubationspflichtig**. Eine orale Intubation behindert die Okklusionseinstellung. Eine nasale Intubation wird bei Schädelbasisfrakturen abgelehnt. Sie kann auch die Versorgung von Frakturen im Mittelgesicht behindern. Eine submentale Intubation oder Tracheotomie muss deshalb in diesen Fällen erwogen werden. Es kann auch nach Einstellung der korrekten Okklusion von nasal nach oral umintubiert werden.

Von diesen Notmaßnahmen abgesehen darf die Versorgung schwerer Mittelgesichtstraumen bis 14 Tage hinausgezögert werden. Nach dieser

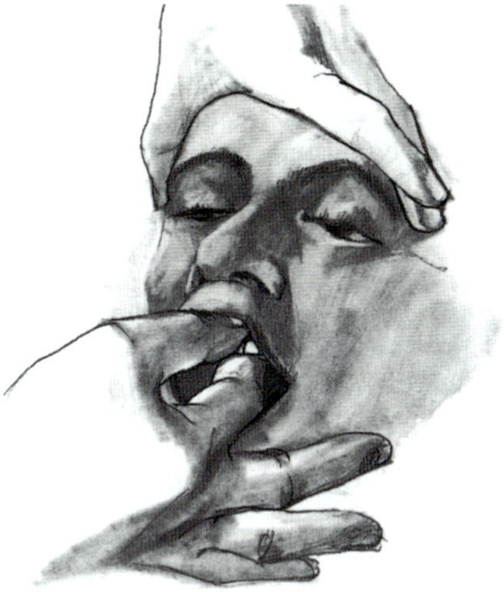

■ **Abb. 2.30** Mobilitätstest bei LeFort-III-Frakturen

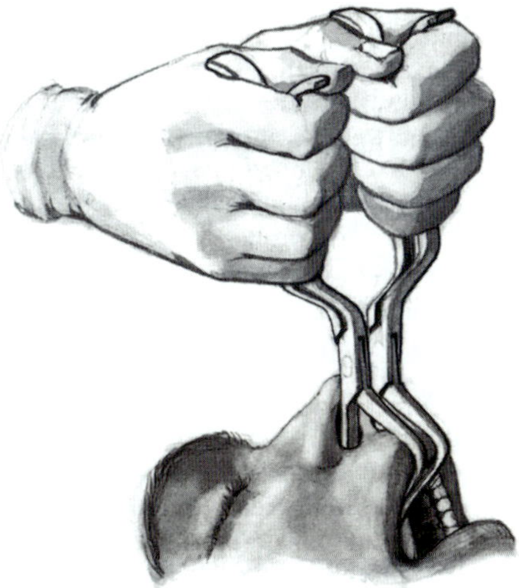

■ **Abb. 2.31** Oberkieferrüttelzangenapplikation nach Rowe

Zeit erschwert sich die operative Versorgung sowohl bezüglich der Reposition der Fragmente als auch der Weichgewebeversorgung.

Nicht dislozierte Frakturen können auch nur beobachtet werden. Auf Änderungen der Okklusion ist jedoch wöchentlich für 1 Monat zu achten, um sekundäre Verlagerungen durch Muskelzug (offener Biss) zu erkennen.

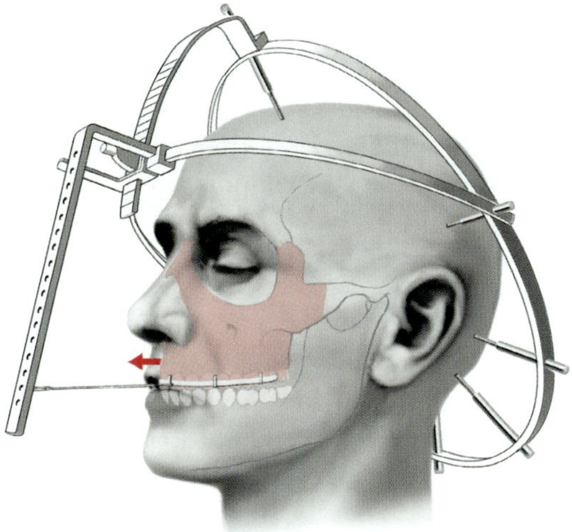

■ **Abb. 2.32** Ventrale Extension zu einem Halo-Frame

Konservative Therapie

Zur **geschlossenen Reposition** wird der Oberkiefer mit Rüttelzangen nach Rowe mobilisiert (■ Abb. 2.31). Über eine IMF zu einem stabilen Unterkiefer kann die Okklusion gesichert werden. Der Oberkiefer bleibt in der Frakturebene aber instabil. Um ihn gegen die Mundöffner zu stabilisieren, muss eine Drahtaufhängung erfolgen. Sie reicht von der Oberkieferschienung zum ersten stabilen Gesichtsschädelknochen oder zum Stirnbein (s. oben).

Bei LeFort-II- und -III-Frakturen liegen die kranialen Fragmente weit von der Okklusion entfernt und sind bei Dislokation mit konservativer Therapie kaum korrekt zu reponieren. Sie können über Verankerung an einem stabilen Skelettteil (z.B. den Jochbeinen) mit Drahtextensionen zu einem Halo-Frame nach ventral bewegt bzw. in Position gehalten werden (■ Abb. 2.32). Der metallene Rahmen wird am Gehirnschädel mit Schrauben fixiert und hat Bügel zur Fixation von Extensionen. Die konservative Retention muss im Mittelgesicht mindestens 4 Wochen belassen werden. Der Komfort ist für den Patienten sehr eingeschränkt, die Mundhygiene ist schwierig, Kontrollen und Pflege sind aufwendig. Es ist heute die operative Therapie üblich.

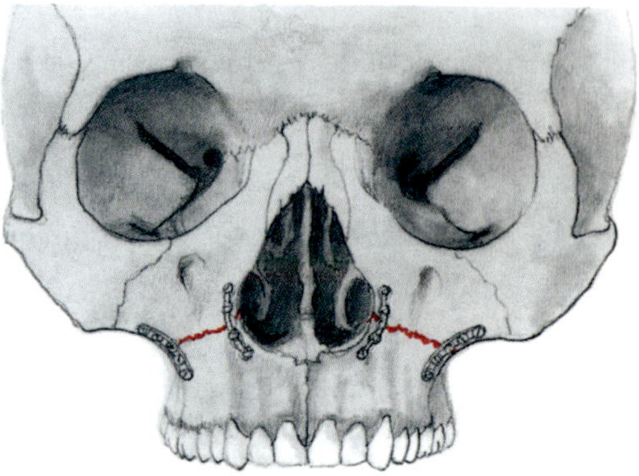

Abb. 2.33 Osteosynthese bei LeFort-I-Frakturen

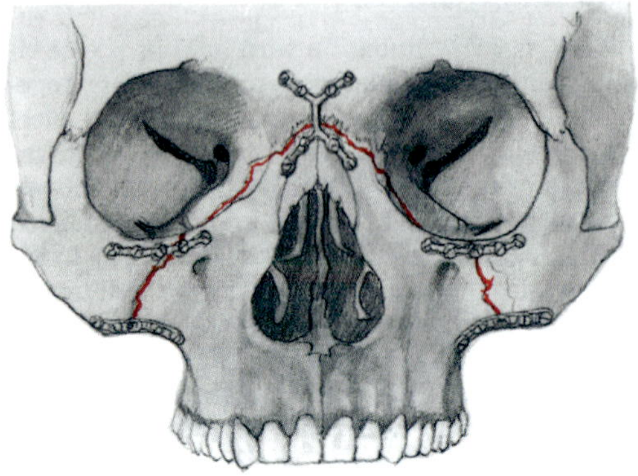

Abb. 2.34 Osteosynthese bei LeFort-II-Frakturen

Operative Therapie

Bei der **LeFort-I-Fraktur** dienen laborgefertigte Schienen für den Ober- und Unterkiefer zur IMF. Es sind auch andere Schienungsmethoden zur IMF möglich (s oben). Bei gleichzeitigen sagittalen Brüchen oder Alveolarfortsatzbrüchen muss eine palatinale Platte an- oder vorgefertigt werden. Die Schienung des Ober- und Unterkiefers wird in nasaler Intubationsnarkose vorgenommen. Die Inzision erfolgt von der Crista zygomaticoalveolaris der einen Seite zur anderen, knapp in der mobilen Schleimhaut. Subperiostal wird die faziale Kieferhöhlenwand freigelegt und die Apertura piriformis dargestellt. Die Reposition der Maxilla erfolgt mit Haken und/oder der Oberkieferrüttelzange und wird durch die IMF fixiert.

Cave

Beim relaxierten Patienten kann der Unterkiefer durch die IMF aus der Gelenkpfanne gezogen werden. Dies ist zu vermeiden, um nicht einen offenen Biss zu übersehen.

Es folgt die Osteosynthese mit 4 Miniplatten jeweils senkrecht an den Nasen- und Jochbeinpfeilern (Abb. 2.33). Auf die Zahnwurzeln ist zu achten! Besteht Zugang zur Kieferhöhle wird diese gespült, inspiziert und evtl. von Frakturfragmenten befreit. Eine nur durch die Fraktur indizierte Drainage ist nicht erforderlich. Kleine Fragmente können mit Mikroplatten fixiert werden. Die Naht erfolgt einschichtig fortlaufend oder mit Einzelnähten. Die Schienung kann bis zur ersten postoperativen Kontrolle belassen werden.

Bei der **LeFort-II-Fraktur** erfolgen Inzision, Freilegung, Schienung und Mobilisierung wie bei der LeFort I-Fraktur mit zusätzlicher Darstellung des Infraorbitalrandes (s. dort). Die Osteosynthesen liegen an der Crista zygomaticoalveolaris und am Infraorbitalrand, eine weitere ggf. nasofrontal (Abb. 2.34). Allfällige zusätzlich dislozierte Frakturen werden entsprechend behandelt.

Bei der **LeFort-III-Fraktur** muss der Gesichtsschädel an den Suturae zygomaticofrontales und nasofrontales nach Reposition wieder am Neurokranium fixiert werden. Um diese Osteosynthesen durchzuführen, sind Augenbrauenschnitte und Brillenschnitte möglich bzw. andere transfaziale Zugänge zu diesen Regionen. Für die korrekte sagittale Dimension ist die richtige Position der Jochbögen wichtig, die anatomisch reponiert und stabilisiert sein müssen. Bei starker Dislokation im nasoethmoidalen Bereich sowie an den Jochbeinen und Jochbögen ist ein koronarer Zugang sehr hilfreich, um die korrekte sagittale und vertikale Position herzustellen. Häufig liegen gleichzeitig weitere Frakturen vor, die zusätzliche Zugänge erforderlich machen (Abb. 2.35).

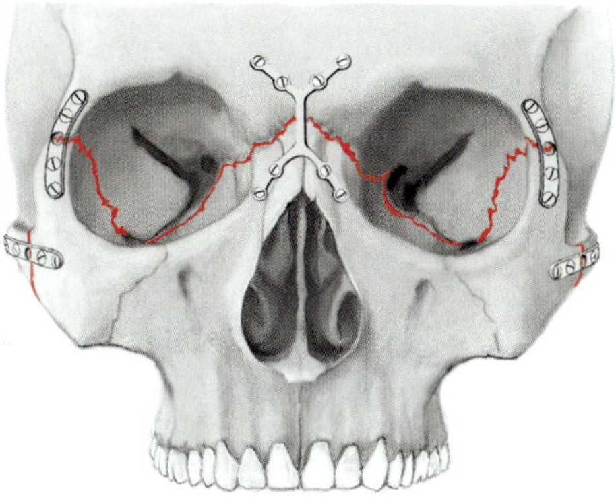

Abb. 2.35 Osteosynthese bei LeFort-III-Frakturen

2.3.5 Andere isolierte Frakturen der Maxilla

Sagittale Frakturen der Maxilla

Sagittale Frakturen der Maxilla kommen in Kombination mit anderen Frakturen der Maxilla, wie solchen vom LeFort-Typ oder des Alveolarfortsatzes vor. Sie laufen selten median, meist paramedian vom Frontzahnbereich bis zum Ende des harten Gaumens. **Klinisch** kann die Gingiva an den Zähnen Einrisse zeigen, ebenso die Gaumenschleimhaut. Letztere ist wegen ihrer Derbheit über der Fraktur meist intakt. Die Okklusion ist oft im Sinne eines einseitigen (selten beidseitigen) Lateralstandes der Oberkieferzähne gestört. Im Frakturbereich zeigen die Zähne evtl. ein Diastema oder auch eine vertikale Stufe. Eine Sensibilitätsstörung des N. incisivus oder N. palatinus kann vorliegen.

Therapeutisch ist eine Reposition und Retention mit einer Gaumenplatte notwendig, gegen welche die Zähne mit Drähten gebunden werden. Sie wird an erforderlichenfalls gesägten Gipsmodellen gefertigt. Die offene Reposition kann über einen medianen Gaumenschnitt und einen vestibulären Schnitt durchgeführt werden. Die Osteosynthese erfolgt mit je einer Miniplatte oder 3 D-Mikroplatte am Gaumen und am kaudalen Rand der Apertura piriformis.

Zygomatikomaxilläre Fraktur

Bei der seltenen zygomatikomaxillären Fraktur erstreckt sich der Frakturverlauf nicht über die faziale Kieferhöhlenwand nach lateral in den Jochbeinpfeiler, sondern weiter nach kaudal in den Prämolarenbereich, sodass die Zahnreihe des Oberkiefers mitbetroffen ist. Klinisch liegen neben den Symptomen der Jochbeinfraktur auch umschrieben Störungen der Okklusion vor. Allerdings hat der Patient auch bei alleinigen Jochbeinfrakturen subjektiv durch Sensibilitätsstörungen häufig das Gefühl einer Okklusionsstörung.

Therapeutisch ist die operative Reponierung und Osteosynthese die Therapie der Wahl. Es ist von den stabilen Skeletteilen kranial und anterior die Reponierung vorzunehmen, wobei die Okklusion über eine temporäre IMF eingestellt werden kann.

2.4 Frakturen des Unterkiefers

2.4.1 Frakturtypen

Die Unterkieferfrakturen machen 65–70% der Gesichtsschädelfrakturen aus. Die Median- und Paramedianregion ist dabei in 25–30% betroffen, die Eckzahnregion in 5–10%, die Prämolarenregion in 10%, die Molarenregion in 7–9%, die Kieferwinkelregion in 20–25%, der Ramus in 2–4%, der Muskelfortsatz in 1% und der Gelenkfortsatz in 25–30%. Es gibt Schwachstellen wie retinierte Zähne, v.a. Eck- und Weisheitszähne, lange Zahnwurzeln (Eckzähne) oder Zysten. **Mehrfachbrüche** treten in typischen Kombinationen bevorzugt auf:

- Kieferwinkel mit gegenseitiger Corpusfraktur
- Medianfraktur mit beidseitigen Gelenkfortsatzfrakturen (Abb. 2.36)
- Fraktur der Eckzahn- oder Prämolarenregion mit gegenseitiger Kieferwinkel- oder Gelenkfortsatzfraktur

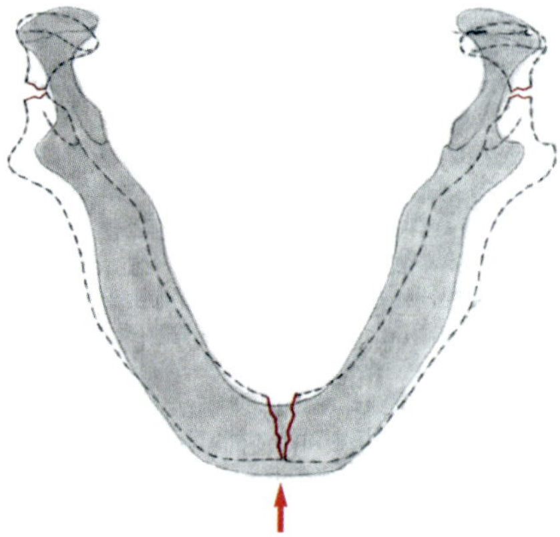

Abb. 2.36 Mediane Unterkieferfraktur in Kombination mit dislozierten Collumfrakturen beidseits

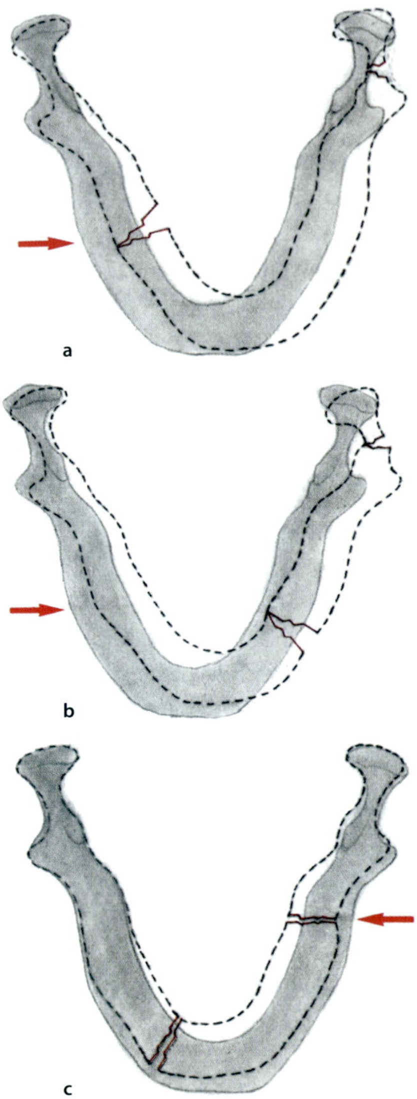

a

b

c

Abb. 2.37a–c Unterkiefermehrfachfrakturen. **a** Seitliche Gewalteinwirkung mit unvollständiger Fraktur des Corpus mandibulae und indirekter kontralateraler Fraktur im Collumbereich. **b** Seitliche Gewalteinwirkung mit kontralateralen Frakturen im Unterkieferkörper und im Collumbereich. **c** Seitliche Gewalteinwirkung mit direkter Fraktur im Unterkieferkörper und indirekter kontralateraler Fraktur paramedian

- beidseitige Frakturen in der Prämolaren-Eckzahnregion

Es ist eine sorgfältige, klinische und radiologische Befundung erforderlich, um nicht dislozierte kombinierte Frakturen zu erkennen. Neben den Einfach- und Mehrfachfrakturen unterscheidet man Defektfrakturen. Begünstigt eine pathologische Knochenstruktur (Osteoporose) oder Erkrankung des Knochens (Tumoren, Entzündungen) den Bruch, spricht man von einer pathologischen Fraktur. Die Brüche können zur Mundhöhle oder zur Haut offen sein, jede Fraktur im bezahnten Bereich ist über den Parodontalspalt offen. Die Dislokation ist vom Frakturmechanismus und sekundär von der Wirkung der ansetzenden Muskulatur bestimmt.

2.4.2 Frakturmechanismen und Dislokationen

Die bevorzugte Krafteinwirkung von vorne, seitlich oder unten wirkt auf den Unterkiefer im Sinne einer Aufbiegung des Bogens. Am Ort der Krafteinwirkung kommt es an der Innenseite im Corpus zu Zugbelastung und zur Fraktur. An den Colla resultieren in diesen Fällen Zugspannungen und Frakturen an der Außenseite (Abb. 2.36, Abb. 2.37). Ist die Kraft nach der Wirkung auf die Zugseite erschöpft, entstehen unvollständige Brüche im Corpus bzw. an der Außenseite der Colla (Abb. 2.37). Bei elastischem Knochen und starkem Periost treten Grünholzfrakturen vor allem im Kindesalter auf. Erschöpft sich die Kraft nicht, kommt es zum vollständigen Bruch.

Neben den Biegungsbrüchen gibt es an den Gelenkfortsätzen Abscherbrüche mit schrägem Verlauf nach innen oder außen. Gelenkkopfnahe Brüche zeigen einen schräg von innen unten nach oben außen verlaufenden Bruchspalt. Bei von unten medial wirkender Kraft auf die Gelenkköpfe kommt es zur Abscherung gegen den Widerstand der Pfanne. Die kranialen Enden der distalen Fragmente bewegen sich in Richtung äußerer Kapsel des Gelenks. Wirkt die Kraft ganz zentral auf den Kopf, kann es zu Stauchungsbrüchen kommen, wie sie bei dieser Krafteinwirkung auch im Ramus entstehen können.

Dislokation durch die Muskulatur

Die Mundbodenmuskulatur disloziert die Brüche zum Zungenbein hin, die Mm. digastrici nach dorsal. Die Mundschließer elevieren den gelenknahen Teil (▫ Abb. 2.41, ▫ Abb. 2.43).

Es ergeben sich daraus und in Abhängigkeit vom Frakturverlauf folgende Dislokationsmöglichkeiten:

- Fractura sine dislocatione (▫ Abb. 2.38)
- Dislocatio ad latus (▫ Abb. 2.39)
- Dislocatio ad latus cum distractione (▫ Abb. 2.40)
- Dislocatio ad axim (▫ Abb. 2.41, ▫ Abb. 2.42)
- Dislocatio cum contractione (▫ Abb. 2.43)

Durch große Krafteinwirkung auf kleine Flächen entstehen atypische Frakturen.

2.4.3 Symptomatik und Diagnostik

Frakturdislokationen und abnorme Beweglichkeit sind sichere Frakturzeichen. **Dislokationen** können äußerlich sichtbar sein. Bei bestehender Bezahnung entsteht eine Okklusionsstörung (außer bei isolierten Frakturen des Processus coronoideus). Vorbestehende pathologische Verzahnungen sind dem Patienten oder dem be-

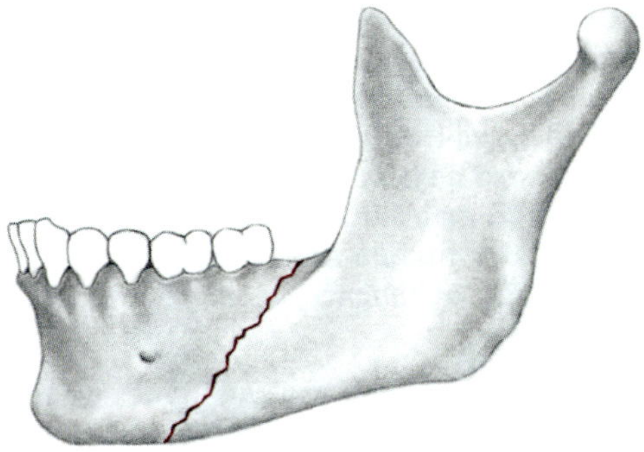

▫ **Abb. 2.38** Unterkieferfraktur im Bereich der Molaren ohne Dislokation. Bei diesem Frakturlinienverlauf stabilisieren die Muskelzüge gegen die Dislokation

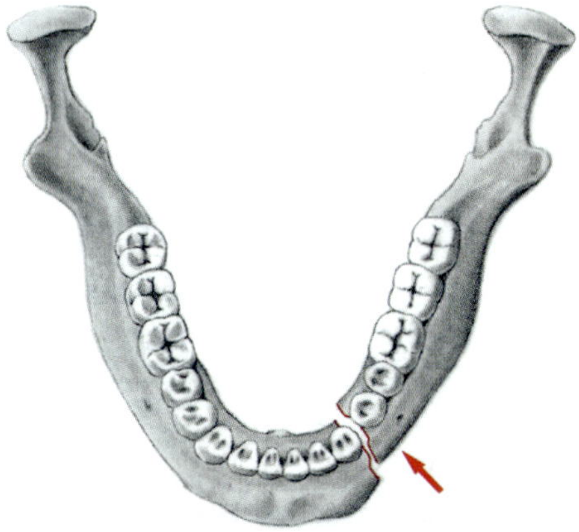

▫ **Abb. 2.39** Unterkieferfraktur im Bereich des Eckzahns mit Dislokation nach lingual, Dislocatio ad latus

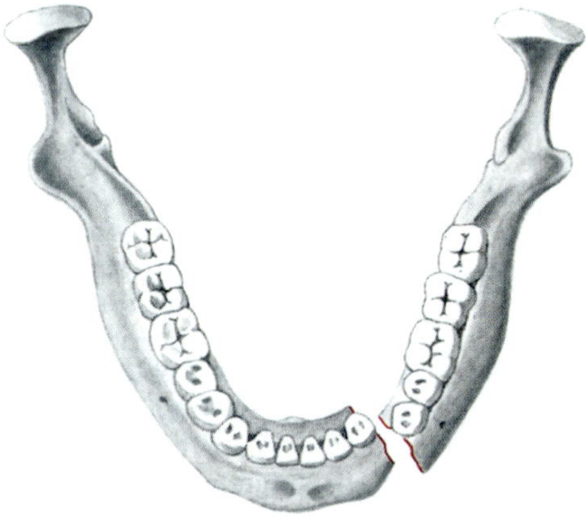

▫ **Abb. 2.40** Unterkieferfraktur im Bereich des Eckzahns mit Dislokation nach bukkal (lateral), Dislocatio ad latus cum distractione

2

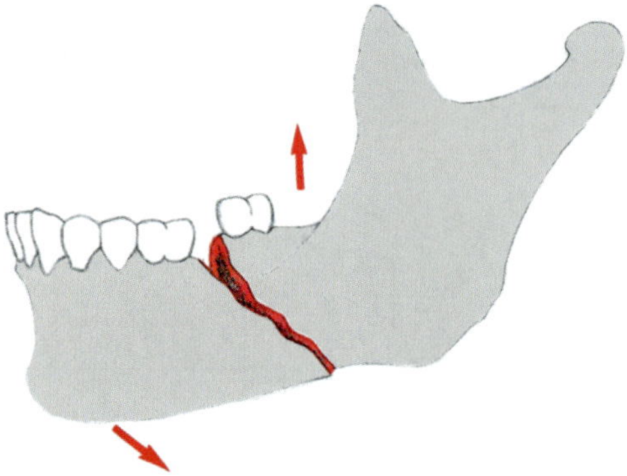

Abb. 2.41 Unterkieferfraktur im Bereich der Molaren mit Dislokation des ventralen Segments nach kaudal und des gelenktragenden Segments nach kranial, Dislocatio ad axim. Bei diesem Bruchlinienverlauf kann die Fraktur unter Wirkung der Schließer dorsal und der Öffner ventral klaffen

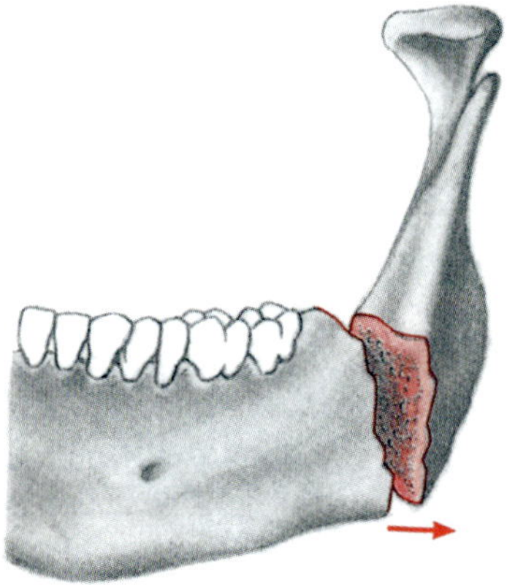

Abb. 2.42 Kieferwinkelfraktur, Dislocatio ad axim

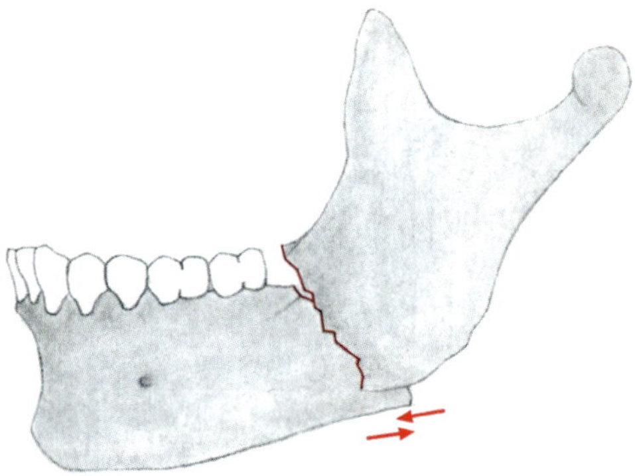

Abb. 2.43 Kieferwinkelfraktur mit kranialer Dislokation des gelenktragenden Segments, Dislocatio cum contractione

handelnden Zahnarzt evtl. bekannt, Gipsmodelle sind hilfreich. Auch Zahnluxationen können ebenso zu Okklusionsstörungen führen wie Gelenkergüsse und akute Diskusverlagerungen. Die **abnorme Beweglichkeit** wird durch schrittweise beidhändige Dislokationsversuche über den gesamten Unterkiefer vorsichtig geprüft. Frakturen gehen mit Blutungen und Hämatomen einher, die an der Haut, im Vestibulum oder im Sublingualraum sichtbar sein können.

Nervenläsionen betreffen v.a. den N. alveolaris inferior, der in seinem Verlauf im Knochen geschädigt werden kann. Die Sensibilität peripher der Verletzung fällt aus oder ist reduziert (Haut, Schleimhaut, Zähne). Selten sind mittelbare Schäden durch Frakturfragmente, z.B. am N. lingualis, N. facialis und an der Chorda tympani. Der präoperative Status muss diese neurologischen Befunde enthalten. **Schmerzen** treten am Ort des Bruchs und in den Gelenken bei Kontusion auf. Durch Druck können sie provoziert werden.

Cave

Auf gleichzeitige Zahnverletzungen ist zu achten (Kap. 4).

Die **bildgebende Diagnostik** umfasst als Standardaufnahmen die OPT und eine Projektion nach Clementschitsch, die Brüche im Unterkieferkörper und Ramus einschließlich des Gelenkfortsatzes abbilden. Eine Gelenkkopffraktur oder eine hohe Schrägfraktur des Collum kann allerdings mit diesen Aufnahmen schwer beurteilbar sein oder der Diagnose entgehen; auch nicht dislozierte Frakturen können in einer Erstaufnahme damit schwer diagnostizierbar sein. Die Klinik kann dann Anlass zu einer CT mit axialer und koronarer Darstellung sein. Eine 3 D-Darstellung verschafft noch bessere Einsicht in die Dislokation, wobei dort wiederum nicht dislozierte Frakturen schwer zu diagnostizieren sind. Der exakte Frakturverlauf (Innen- und Außenseite des Knochens) kann meist nur im CT beurteilt werden. Für bestimmte Osteosynthesemethoden, wie Zugschraubenosteosynthesen, ist dies bedeutungsvoll, da im Unterkieferkörper Schrägfrakturen günstig versorgt werden können. Auch im Gelenkkopfbereich zeigt nur das CT (möglichst 3 D) den genauen Frakturverlauf und die Art der Dislokation. Bei geplanter Zugschraubenosteosynthese im Ramus und am Gelenkfortsatz ist auch die Beurteilbarkeit der Knochendicke hilfreich.

2.4.4 Frakturen im Corpus und Ramus mandibulae

Konservative Therapie

Frakturen im bezahnten Bereich

Ist über die Bezahnung eine genügende Okklusionssicherheit vorhanden, kann eine manuelle Reposition und Retention durch Schienung und IMF erfolgen. Die Reposition ist räumlich sicherer, wenn eine Lingualschiene an gesägten Gipsmodellen gefertigt wurde (s. oben). Die IMF soll 4–6 Wochen belassen werden.

Frakturen außerhalb des bezahnten Bereichs

Die Reposition kann bei dislozierten Frakturen konservativ nur selten exakt gelingen oder gar nicht möglich sein. Fehlermöglichkeiten bestehen v.a. okklusionsfern. Am Unterkieferrand und am Ramus sind Reposition und Retention über die IMF schwierig. Reduzierter Komfort für den Patienten, Notwendigkeit wöchentlicher Kontrolle, erschwerte Mundhygiene und Nahrungsaufnahme, Gewichtsverlust und Berufsbeeinträchtigung führen dazu, dass selbst bei gut konservativ behandelbaren Fällen, die Patienten oft die operative Therapie vorziehen. Sie müssen in allen Fällen über beide Methoden aufgeklärt werden.

Operative Therapie

Die offene Reposition und die funktionsstabile Osteosynthese überwiegen heute in der Behandlung der Unterkieferfrakturen. Einfache, nicht dislozierte Frakturen können in Lokalanästhesie versorgt werden. Im Allgemeinen wird in Narkose operiert, die Intubation soll nasal erfolgen. Mit Ausnahme von Trümmer- und Defektfrakturen wird der orale Zugang bevorzugt. Eine Ausnahme bilden noch hohe Gelenkfrakturen. Der orale Zugang vermeidet Narben im Gesichts- und Halsbereich. Der N. facialis und seine Äste sind kaum gefährdet.

Der extraorale Zugang bietet für die Reposition und Osteosynthese von Mehrfach- und Trümmerfrakturen eine bessere Übersicht am Unterkieferrand, am Kieferwinkel und am Gelenkfortsatz.

Operative Therapie von Frakturen im Front- und Eckzahnbereich

Bei **oralem Zugang** erfolgt die Inzision durch die Mukosa knapp unterhalb der fixen Gingiva oder am Zahnfleischrand (◘ Abb. 2.44). Die Muskulatur und das Periost können weiter kaudal durchtrennt werden. Senkrechte Entlastungsschnitte dürfen den N. mentalis nicht gefährden. Es folgt die subperiostale Präparation bis an den Unterkieferrand. Der N. mentalis wird am Austritt dargestellt und geschont. Der paramarginale Zugang in der beweglichen Mukosa ist einfacher zu nähen. Dabei wird die fixe Gingiva nicht abgehoben, und das Parodontium bleibt unverletzt. Zumindest temporär kommt es jedoch zu einer Sensibilitätsstörung in der zahnnahen Gingiva.

Beim **extraoralen Zugang** wird die Haut submental inzidiert, wenn vorhanden in einer Hautfalte im Schatten des Unterkiefers. Die Länge der Inzision richtet sich nach dem Bedarf der Freilegung und kann in eine seitliche submandibuläre Inzision übergehen. Es folgt die Durchtrennung des Platysma. Darunter wird die A. submentalis koaguliert oder ligiert. Man erreicht die Mm. digastrici. Auf ihnen präpariert man zum Unterkieferrand. Hier wird das Periost inzidiert. Subperiostal wird nach kranial bis zum Alveolarfortsatz präpariert. Der N. mentalis wird geschont. Um den Unterkieferrand wird ebenfalls das Periost abgelöst. Erforderlichenfalls kann der

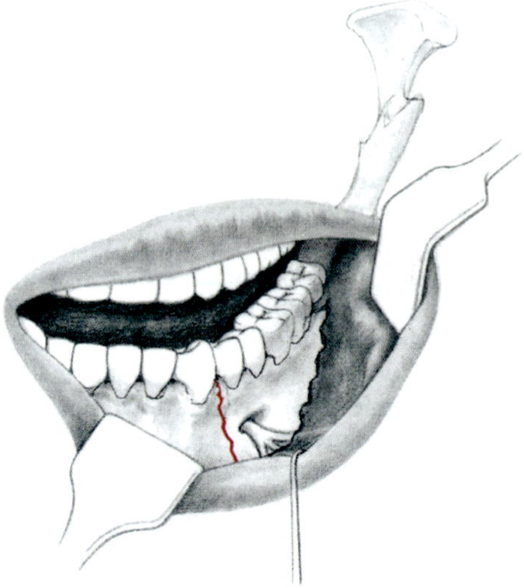

Abb. 2.44 Oraler Zugang zu Frakturen des Front-, Eckzahn- und Prämolarenbereichs. Zahnfleischrandschnitt und vestibuläre Entlastung anterior, Freilegung des N. mentalis

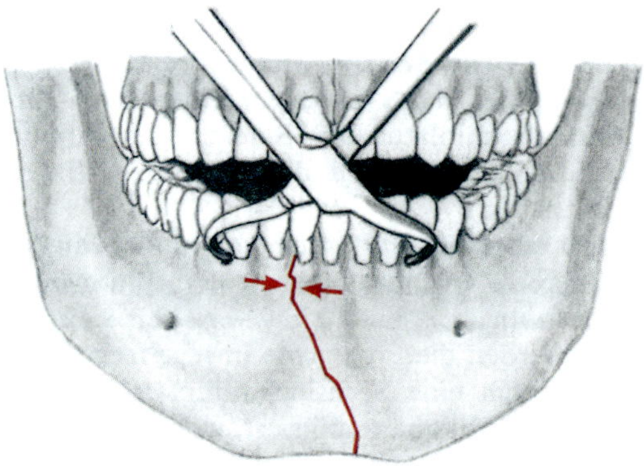

Abb. 2.45 Reposition am Unterkiefer mit der Weber-Zange

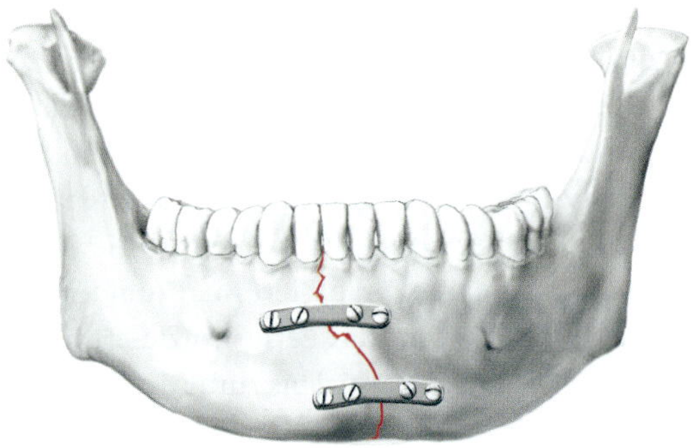

Abb. 2.46 Osteosynthese einer Unterkiefermedianfraktur mit 2 Miniplatten

Ansatz des M. digastricus subperiostal abgelöst werden. Eine Refixation durch Periostnaht oder über Bohrlöcher ist indiziert.

Die **Reposition** erfolgt unter Sicht manuell. Die Okklusion wird über Schienungen eingestellt. Im Falle einfacher Frakturen kann die Kompression mit einer Repositionszange genügen (Abb. 2.45).

Durch 2 Zugschrauben quer unterhalb der Zahnwurzeln wird eine rigide **Osteosynthese** erreicht. Dies erzielt man auch mittels einer kaudal angelegten Kompressionsplatte und einer subapikalen Miniplatte zur Zuggurtung. Das Überbiegen der Kompressionsplatte sichert auch die linguale Kompression. Es besteht grundsätzlich die Gefahr, dass die Fraktur lingual klafft und die Kieferwinkel zu weit lateral stehen. Diesen beiden Methoden ist der Vorzug zu geben, wenn gleichzeitig Gelenkfortsatzfrakturen vorliegen, die konservativ versorgt werden sollen. Ansonsten ist die funktionsstabile Osteosynthese durch 2 Miniplatten, eine subapikal, die andere kaudal ausreichend (Abb. 2.46). Bei Mehrfachfrakturen bietet eine lasttragende Rekonstruktionsplatte, die im stabilen seitlichen Bereich mit je 3 Schrauben fixiert ist, die größte Sicherheit. Sie kann auch eine Verbreiterung im Molaren- und Kieferwinkelbereich durch linguales Klaffen verhindern. Bestehen keine Gelenkbrüche, können auch Mehrfachfrakturen funktionsstabil mit mehreren Miniplatten versorgt werden. Dabei soll eine durchgehende Miniplatte am Unterkieferrand angelegt werden. Die weiteren Miniplatten sollen die Brüche jeweils zu einem Fragment zusammenführen. Einzelne Knochenteile können auch durch Zugschrauben fixiert werden, wodurch am Ende eine funktionsstabile Osteosynthese mit Miniplatten möglich wird.

Operative Therapie von Frakturen im Prämolaren- und Molarenbereich

Der **orale Zugang** erfolgt über Schleimhautinzisionen am Zahnfleischrand oder knapp in der mobilen Gingiva. Entlastungsschnitte nahe dem

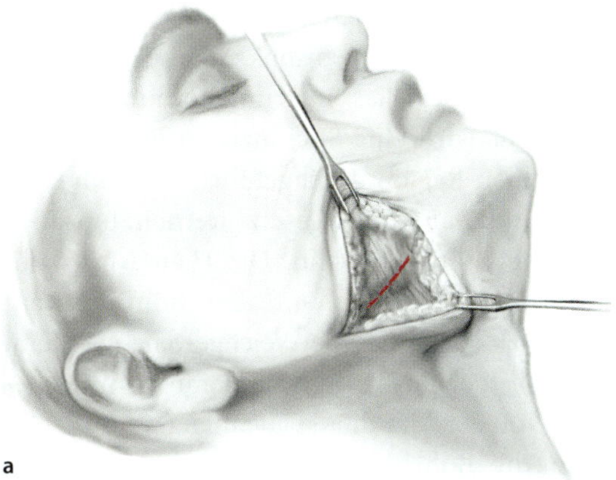

a

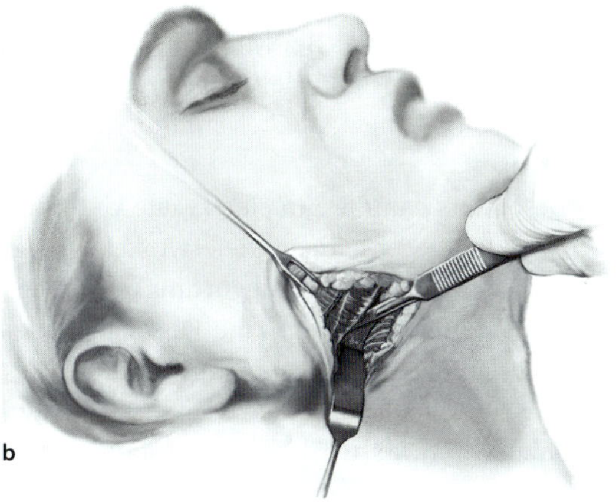

b

Abb. 2.47a, b Submandibulärer Zugang. **a** Submandibuläre Hautinzision. Inzision des Platysma, darunter liegt der Ramus marginalis mandibulae n. facialis. **b** Inzision am Mandibularand. Der Ramus marginalis kann nach kaudal oder kranial gehalten werden

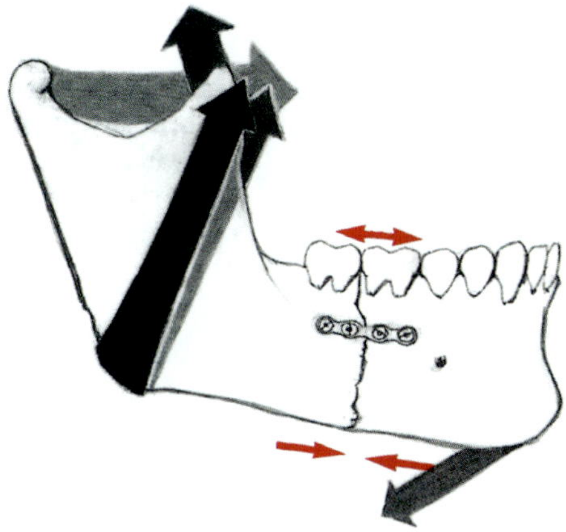

Abb. 2.48 Zugrichtung der Muskelansätze am Unterkiefer mit den dadurch bedingten Spannungsverteilungen bei Unterkieferquerfraktur (←→ Zugspannung, →← Druckspannung)

N. mentalis müssen kurz sein, im Molarenbereich dürfen sie tiefer gehen.

Für den **extraoralen Zugang** wird submandibulär fingerbreit unter der Mandibula inzidiert, wenn möglich in einer Hautfalte. Das Platysma wird dargestellt. Es kann nun wie die Haut durchtrennt oder – wenn die Exposition nicht so breit sein muss – auch entlang der Faserrichtung gespreizt werden. Unter dem Platysma liegt, vom Kieferwinkel leicht absteigend und im Bereich der Fazialgefäße wieder zum Mandibularand ansteigend, der Ramus marginalis mandibulae n. facialis. Die Gefäße unterkreuzen am Mandibularand den Nerv (Abb. 2.47). Da sie gut tastbar sind, sind sie leicht aufzusuchen, und der Nerv ist hier darzustellen. Er kann dann nach distal verfolgt und für die weitere Präparation nach kranial abgehalten werden. Behindern die Fazialgefäße die Operation, werden sie ligiert und durchtrennt. Mit ihnen schlägt man den Nerv hoch. Es folgt die Inzision des Periostes am Mandibularand bis zum Kieferwinkel. In den M. masseter treten von kaudal kleine Gefäße ein. Subperiostal wird die Mandibula freigelegt. Der Wundverschluss erfolgt schichtweise, ggf. mit Drainage.

Die **Reposition** erfolgt manuell und über eine temporäre IMF.

Rigide **Osteosynthesen** sind die Kompressionsosteosynthesen mit Platte oder Schraube in Kombination mit einer Zuggurtungsplatte oder einer dentalen Zuggurtung kranial. Auch eine kaudale Stabilisierungsplatte mit bikortikalen Schrauben von stärkerer Dimension als eine Miniplatte eines 2-0 Systems und eine zusätzliche kraniale Miniplatte werden als rigide Osteosynthese eingestuft. Eine nichtrigide Osteosynthese mit einer monokortikalen Miniplatte im Zugbereich knapp subapikal oder zwischen den Wurzeln reicht jedoch bei einfachen Frakturen für die funktionsstabile Osteosynthese aus (Abb. 2.48).

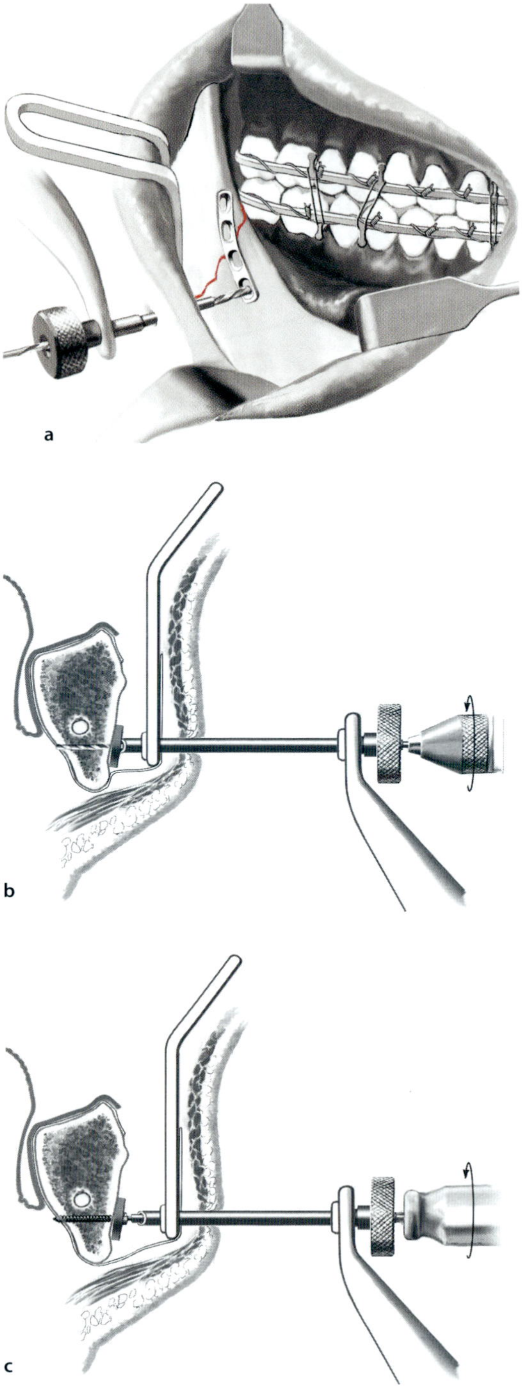

Abb. 2.49a–c Transbukkales Setzen von Schrauben

Im Seitenzahnbereich müssen die Schrauben bei oralem Zugang transbukkal gesetzt werden, wozu ein spezielles Instrumentarium Einsatz findet. Es wird eine Stichinzision über der gewünschten Region durchgeführt. Sie kann auch knapp submandibulär gesetzt werden, um noch weniger sichtbar zu sein. Die Haut wird dann nach kranial gezogen und eine Bohrhülse auf einem Trokar durch die Weichgewebe nach oral durchgestochen. Ein Retraktor kann die Weichgewebe von der Mandibula abhalten (Abb. 2.49). Über die Bohrhülse werden Bohrungen und Schrauben gesetzt. Die Platte wird von oral angepasst und gehalten. Bei Miniplattenosteosynthesen ist das transbukkale Vorgehen durch den Einsatz von flachen Winkelschraubendrehern ersetzbar.

Besonders dann, wenn eine zweite Unterkieferfraktur im gegenseitigen Kieferwinkel vorliegt und diese mit nur einer Zuggurtungsplatte versorgt werden soll, besteht eine Dislokationsgefahr am kaudalen Rand. In diesem Falle ist es günstiger auf einer Seite eine Zweipunktfixierung durchzuführen: Es wird hier auch kaudal eine Miniplatte angebracht; 2 Miniplatten ergeben eine funktionsstabile Osteosynthese.

Mehrfach- und Trümmerfrakturen werden wiederum am sichersten mit lasttragenden Platten und mindestens 3 bikortikalen Schrauben pro stabilem Unterkieferbereich versorgt. Mehrfachfrakturen können evtl., wie für den Frontzahnbereich beschrieben, simplifiziert werden. Für diese Frakturen haben sich winkelstabile Platten besonders bewährt. Wie weit dadurch die Plattendimension reduziert werden kann, ist derzeit klinisch noch nicht ausreichend belegt.

Operative Therapie der Frakturen im Kieferwinkel

Beim **oralen Zugang** wird die Inzision entlang der Linea obliqua des Unterkiefers geführt. Nach der Schleimhaut erreicht man den M. buccinator. Er wird in gleicher Richtung durchtrennt. Unmittelbar unter ihm liegen quer zur Inzision verlaufend der N. buccalis und die begleitenden Gefäße. Sie werden nach kranial abgehalten. Es folgt die Inzision auf den Margo anterior des Ramus und die Linea obliqua. Subperiostal wird die Mandibula bis zum Unterrand und Kieferwinkel dargestellt. Das Periost wird auch nach medial abgehoben. Der N. lingualis muss durch eine subperiostale Präparation geschützt sein.

Für den **extraoralen Zugang** erfolgt die Präparation wie im Seitenzahnbereich, aber etwas um den Kieferwinkel nach kranialwärts. Die Inzision der Haut kann weiter kaudal in einer Hautfalte erfolgen. Man präpariert dann auf dem Platysma nach kranial bis knapp unter den Mandibularand. Das Platysma endet unterschiedlich weit dorsal, es wird jedoch von einer Faszie fortgesetzt (SMAS – subkutanes muskuloaponeurotisches System), die über die Glandula parotis nach dorsal zieht. Nach Inzision des Platysma und der Faszie wird unter diesen Strukturen der Ramus marginalis mandibulae n. facialis sichtbar. Im Zweifel kann er in der Nähe der Fazialgefäße sicher gefunden werden. Verläuft er tief, erreicht man kranial von ihm den Mandibularand. Muss zur Frakturversorgung auch weit nach ventral präpariert werden (Trümmerbrüche), sollte man aber von kaudal eingehen, da er weiter ventral den Unterkieferrand nach kranial kreuzt. Muss man höher am Ramus freilegen, hält man sich am Kieferwinkel knapp am Hinterrand und schiebt den Fazialisast nach oben, um hier das Periost zu inzidieren. Der Nerv läuft dann im Bogen nach kaudal in die Glandula parotis und darf nicht gezerrt werden. Nach der Periostinzision wird der M. masseter subperiostal abgelöst und die Fraktur dargestellt.

Es erfolgen die offene manuelle **Reposition** und eine IMF. Je komplexer die Fraktur, desto stabiler muss die temporäre IMF sein. Einfache Frakturen sollten wenn möglich immer über einen oralen Zugang operiert werden, der extraorale ist Mehrfachfrakturen vorbehalten. Retinierte Weisheitszähne können belassen werden, teilretinierte Zähne mit infizierten Taschen bilden ein Risiko und werden in der Regel sofort entfernt. Eine 4-Loch-Miniplatte im Bereich der Zugbelastung an der Linea obliqua genügt bei einfachen Frakturen. Der Knochen muss aber qualitativ und quantitativ im Stande sein, Last zu übernehmen.

Bei bereits vorliegender Infektion (späte Frakturversorgung, Defektfrakturen etc.) empfiehlt sich eine andere Form der Osteosynthese. Die rigide Osteosynthese erzielt man mit 2 Miniplatten (▫ Abb. 2.50). Die eine liegt dann an der Linea obliqua, die andere am kaudalen Rand. Ebenso sind eine stabilere kaudale Platte und eine Miniplatte kranial rigide. Man wird dieser Kombination den Vorzug gegenüber 2 Miniplatten geben, wenn der kraniale Bereich z.B. durch Weisheitszahnentfernung geschwächt oder fraglich infiziert ist. Eine Zugschraubenosteosynthese oberhalb des N. alveolaris inferior von bukkal anterior nach lingual posterior kann bei gutem Knochenangebot günstiger sein. Die Kompressionsosteosynthese am Unterkieferrand mit Zuggurtung kranial bedeutet eine weitere Möglichkeit der rigiden Osteosynthese. Kann kranial keine Zuggurtungsplatte angelegt werden, ist eine kaudale Kompressionsplatte mit 45° geneigten Löchern anwendbar. Bei Mehrfachfrakturen bedeutet eine lasttragende Platte mit winkelstabilen bikortikalen Schrauben die sicherste Versorgung. Kleine Fragmente sollten zusätzlich mit Mini- und Mikroplatten fixiert werden. Bei oralem Zugang können Schrauben direkt mittels Winkelschraubendreher eingebracht werden, oder man verwendet ein Transbukkalset.

Operative Versorgung von Frakturen des Ramus mandibulae

Durch die Stabilisierung zwischen den Mm. masseter und pterygoideus medialis werden die Fragmente häufig in guter Position gehalten. Alle Frakturvarianten kommen vor. Durch Hämatome in obigen Muskeln können schmerzhafte Funktionseinschränkungen bestehen. Bei fehlender Okklusionsstörung und geringer Dislokation

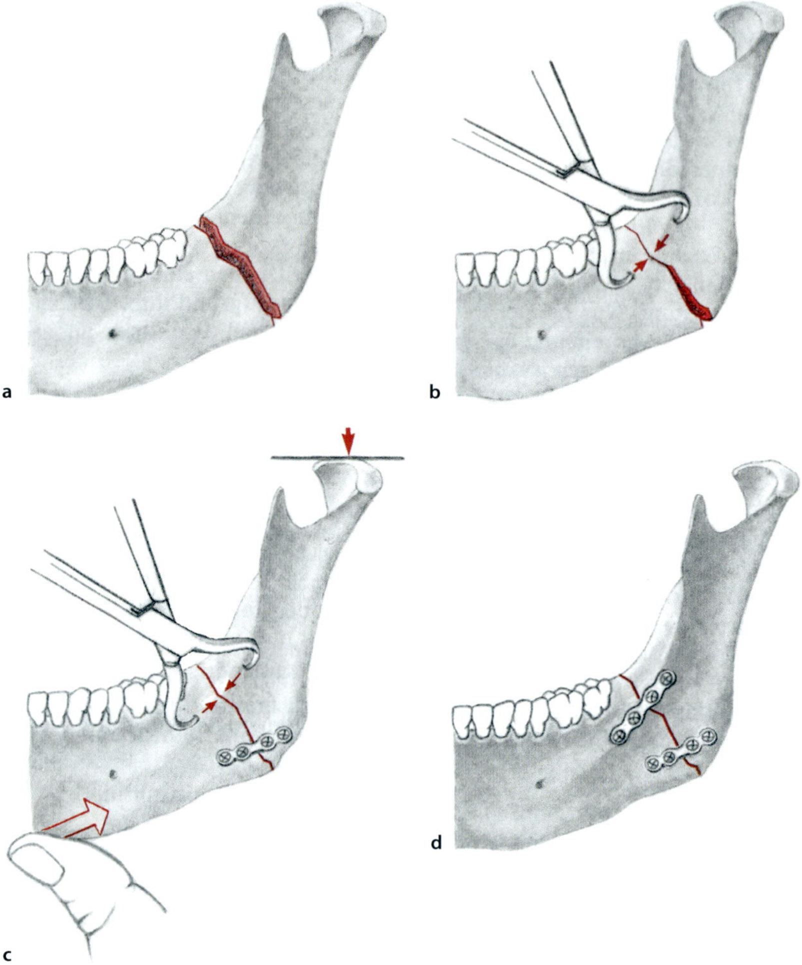

Abb. 2.50a–d Operative Vorgehensweise bei der Osteosynthese einer Kieferwinkelfraktur. **a** Dislocatio ad longitudinem. **b** Reposition mit Weber-Zange. Kaudale Kompression manuell oder über die Okklusion. **c** Kaudale Osteosynthese mit einer 4-Loch-Miniplatte. **d** Osteosynthese mit einer 4-Loch-Miniplatte an der Linea obliqua

kann konservativ mit einer vier- bis sechswöchigen IMF behandelt werden. Patienten bevorzugen meist die Operation. Der orale Zugang erfolgt wie für Kieferwinkelfrakturen mit nach kranial ausgedehnter subperiostaler Präparation. Eine funktionsstabile Osteosynthese ist auch hier mit 2 Miniplatten zu erzielen. Nur am dorsalen Rand besteht genügend Knochenangebot für eine Kompressionsschraube, die aber von extraoral und kaudal gelegt werden muss (s. Gelenkfortsatzbrüche). Kompressionsplatten sind hier ebenfalls verwendbar, werden aber selten eingesetzt. Die Zuggurtung mit einer Miniplatte muss ventral erfolgen. Bei Trümmerfrakturen können winkelstabile lasttragende Platten verwendet werden. Sie werden am dorsalen Rand angelegt und folgen dann dem Unterkieferrand. Bei Dislokationen empfiehlt sich dabei meist der extraorale Zugang.

Frakturen des Processus coronoideus mandibulae

Der Muskelfortsatz ist in den M. temporalis eingebettet, der an ihm seinen Ansatz hat. Bei

Frakturen entstehen meist nur geringe Dislokationen. Sie heilen meist auch untherapiert mit knöcherner Restitution und ohne funktionelle Beeinträchtigungen aus. Bei einer Diastase von mehreren Millimetern kann man von oral über den Zugang zum Ramus den M. temporalis ablösen und die Fraktur nach Reposition mit einer 4-Loch-Miniplatte stabilisieren.

2.4.5 Defektbrüche

Defektbrüche liegen als Traumafolge bei offenen Frakturen vor und sind dann meist mit größeren Weichgewebeverletzungen enoral und im Wangenbereich verbunden. Daraus ergeben sich mehrfache Erschwernisse: Es sind dies die Kontamination über die offene Wunde, die Weichgewebedeckung und die Instabilität oder der Kontinuitätsdefekt im Bruchbereich. Die Kontamination erfordert eine gründliche Wundreinigung und die Spülung mit Desinfizienzen, z.B. Polyvidon-Jod. Eine antibiotische Prophylaxe ist obligat. Die Weichgewebedeckung erfolgt – wenn möglich – durch lokale Schwenk- und Verschiebelappen intra- und extraoral. Die spätere prothetische Versorgung kann durch ein fehlendes Vestibulum erschwert oder unmöglich sein. Die Sublingualregion darf nicht zu weit nach bukkal mobilisiert werden, Gefäße, Nerven und Speicheldrüsenausführungsgänge können nicht dauerhaft auf den Alveolarfortsatzbereich gelegt werden. Es sind dann Sekundäroperationen mit Vestibulumplastiken, Schleimhaut- oder Hauttransplantationen und sogar mikrovaskulären Transplantaten – wie Radialislappen – erforderlich, die auch bei der extraoralen Weichgewebedeckung eingesetzt werden können. Wegen der fraglichen Kontamination werden freie oder vaskularisierte Transplantate selten primär zur Defektauffüllung verwendet.

Die Überbrückung erfolgt bei Kontaminationsdefekten oder nicht mehr voll belastbaren Mandibularesten mit winkelstabilen Rekonstruktionsplatten. Es müssen wie üblich mindestens je 3 Schrauben im vitalen Knochen pro Seite gesetzt werden.

Die spätere Rekonstruktion kann mit einem freien Transplantat oder mit mikrovaskulärem Anschluss, bevorzugt vom Beckenkamm oder der Fibula, nach einem Intervall von etwa 3–4 Monaten erfolgen. Da das Weichgewebelager gut durchblutet sein sollte, ist es möglich, auch größere Defekte ohne mikrochirurgischen Anschluss des Transplantats zu versorgen. Bei ungünstigem Lager wird ab einer Größe des Kontinuitätsdefekts von 4 cm von einer besseren Prognose durch mikrovaskulär reanastomisierte Transplantate berichtet (Kärcher u. Penkner 1991). Alle Transplantatformen können an der vorhandenen Rekonstruktionsplatte fixiert werden.

2.4.6 Frakturen im atrophen Kiefer

Bei Zahnlosigkeit ist meist die seitliche Region des Unterkiefers als Bereich reduzierten Widerstandes gegen traumatische Belastung betroffen (▪ Abb. 2.51). Die Atrophie der Cawood Klasse VI bildet das Extrem.

> **Grundsätzlich gilt, dass die verwendete Dimension der Osteosyntheseplatten umso größer sein soll, je weniger Knochen vorhanden ist.**

Die Versorgung extrem atropher Unterkiefer erfolgt also am günstigsten durch Rekonstruktionsplatten, die für Defektfrakturen geeignet sind und am Kieferwinkel sowie am Kinn meist ausreichend verankert werden können. Dies sind auch die Bereiche, die eine bikortikale Verschraubung beim atrophen Kiefer mit größter Sicherheit erlauben. Die primäre Knochentransplantation kann erwogen werden, um später eine Entfernung des Osteosynthesematerials zu ermöglichen. Sie ist für die prothetische Versorgung bei stark atrophem Kiefer meist erforderlich. Es können Rippen oder Beckenknochen

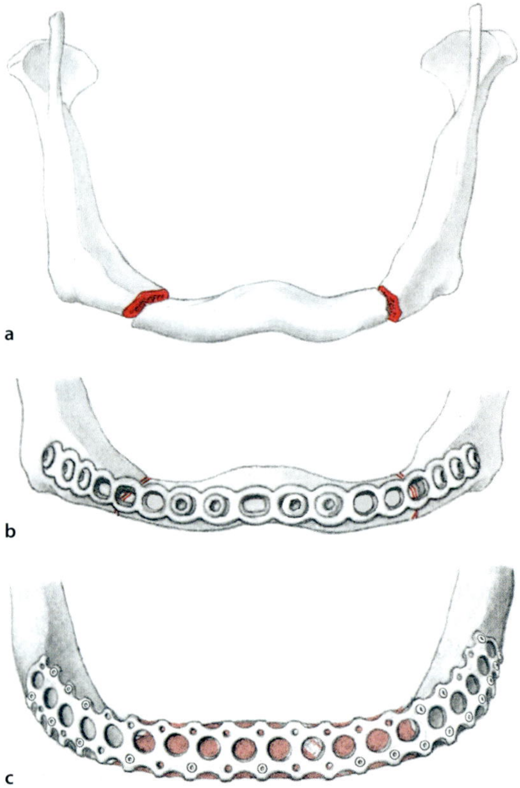

Abb. 2.51a–c Fraktur im unbezahnten atrophen Kiefer. **a** Fraktur des Unterkieferkörpers an den schwächsten Stellen. **b** Osteosynthese mit einer lasttragenden Platte. **c** Osteosynthese (und evtl. Auffüllung mit Knochentransplantaten) mit einem Titangittertrog

angelagert und mit Zugschrauben stabil fixiert werden. Die Verwendung eines Titangitters in Trogform zur gleichzeitigen Augmentation ist ebenfalls möglich.

Konservative Therapie

Sind Patienten mit zahnlosem atrophen Unterkiefer nicht operationstauglich, kann ein konservativer Therapieversuch mit eingebundenen Prothesen oder Kunststoffplatten erfolgen. Im Unterkiefer können die Prothesen mit Drahtumschlingungen – am besten 2 pro Frakturseite – fixiert werden. Die Umschlingungen werden mit 0,4 mm Draht mit Ahlen von einer Stichinzision submandibulär durchgeführt (Abb. 1.16). Durch Kerben in der Prothese werden sie in ihrer Lage gesichert. Sie dürfen nicht im Bruchspalt liegen und müssen den N. mentalis schonen. Die IMF erfolgt wie üblich zum Oberkiefer. An diesen muss evtl. die Prothese auch fixiert werden. Dies kann durch Schrauben am Gaumen oder gegen den Alveolarfortsatz erfolgen. Ist die Verankerung ausreichend, kann über Haken, die an den Prothesen außen angebracht wurden, intermaxillär fixiert werden. Es sind aber auch Aufhängungen am nächsten stabilen Knochen – wie Jochbogenumschlingungen – möglich. Die Aufhängungsschlingen sollten jeweils im Vestibulum oris enden und mit einer zweiten Schlinge zum Ober- oder Unterkiefer fixiert werden. Letztere können bei Bedarf geöffnet oder gewechselt werden.

2.4.7 Zähne im Bruchspalt

Verläuft ein Bruch durch den bezahnten Bereich, so ist über den Parodontalspalt und das eingerissene Saumepithel eine Kommunikation nach oral gegeben. Es liegt also ein offener Bruch vor, eine **bakterielle Kontamination** findet statt. Daher ist eine antibiotische Behandlung notwendig. Sie soll, wenn keine manifeste Infektion diagnostiziert ist, bis zur Heilung der Eintrittspforte fortgeführt werden, also mindestens über 3 Tage.

Zähne, die selbst ein Infektionsrisiko darstellen, sollen entfernt werden. Es sind dies nicht wurzelbehandelte Zähne mit devitaler Pulpa, Zähne mit apikaler Ostitis, Parodontitis oder fortgeschrittener Parodontopathie. Auch teilretinierte Zähne bilden ein Risiko, wenn in den Taschen bereits Entzündungen vorlagen oder entstehen könnten. Symptomlose, vollständig wurzelbehandelte Zähne und retinierte Zähne ohne vorangehende Symptomatik oder sonstige krankhafte Befunde können belassen werden. Ihre operative Entfernung verursacht evtl. Komplikationen und kann das Knochenangebot für die Frakturheilung reduzieren. Eine Sensibilitätsprüfung der Zähne soll in der Befundaufnahme bei einer Fraktur enthalten sein. Zähne, die im Bruchspalt lagen, können posttraumatisch Parodontopathien entwickeln, Resorptionen zeigen, devital werden oder bleiben. Eine Langzeitkontrolle ist erforderlich.

2.4.8 Frakturen des Processus condylaris mandibulae

Allgemeines, Klassifikationen

Der Ort der Fraktur und das Ausmaß der Dislokation sind für die Prognosebeurteilung, die Art der einzuschlagenden Therapie – konservativ oder operativ – und die Art der operativen Therapie von Bedeutung (Perthes 1924). Gerade in diesem noch immer hinsichtlich der Therapie diskutierten Bereich sind zur Vergleichbarkeit der Daten Klassifikationen notwendig.

Die Klassifikation nach Spiessl u. Schroll umfasst die in der Übersicht dargestellten 6 Typen (Spiessl u. Schroll 1972).

Klassifikation nach Spiessl u. Schroll

- Typ I: Fraktur ohne Dislokation
- Typ II: Basale Fraktur mit Dislokation
- Typ III: Hohe Fraktur mit Dislokation
- Typ IV: Basale Fraktur mit Luxation
- Typ V: Hohe Fraktur mit Luxation
- Typ VI: Gelenkkopffraktur

Die Prognose der Rehabilitation verschlechtert sich mit steigender Zahl des Typs. Die Einteilung nach basaler und hoher Fraktur wurde beschrieben (Loukota et al. 2010). Als Trennlinie gilt eine Linie vom tiefsten Punkt der Incisura mandibulae senkrecht auf die Ramustangente. Liegt die Fraktur zu mehr als 50% unter dieser Linie, ist sie basal, sonst wird sie als hoch bezeichnet. Die Dislokation erfolgt am Gelenkkopf fast immer durch den Zug des M. pterygoideus lateralis nach ventral-medial. Durch den Frakturmechanismus selbst (Biegung

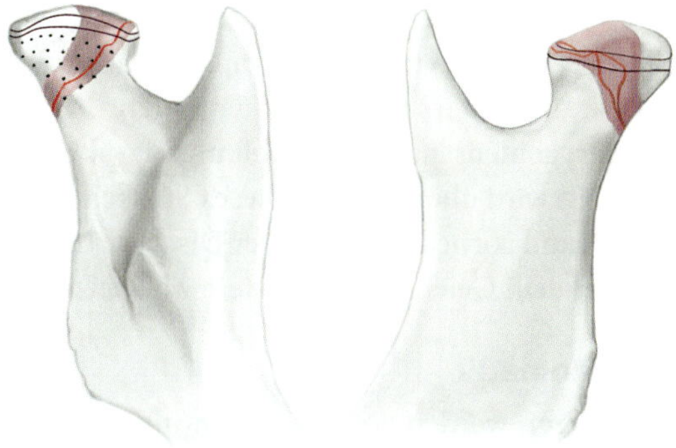

Abb. 2.52a, b Frakturverlauf im Gelenkkopf. **a** von ventral, **b** von dorsal. Rosa: bevorzugtes Areal der Frakturen; rote Linie: Beispiel eines Frakturverlaufs mit dorsaler Aussprengung und kleinem lateralen Fragment am Pol; schwarze Linie: kraniale und kaudale Grenzen der Gelenkkapsel; punktiert: Ansatz des M. pterygoideus lateralis

oder Abscherung) entsteht die Dislokation im Bereich der Frakturstelle entweder ad axim oder cum contractione mit medialem oder lateralem Überreiten des proximalen Fragments. Eine Dislokation in den Gehörgang oder nach kranial durch die Fossa ist selten, wurde aber beschrieben. Das distale Fragment perforiert bei subkapitulären oder diakapitulären Brüchen oft nach lateral durch die Gelenkkapsel. Frakturen des äußeren Gehörgangs treten oft auf. Bei beidseitigen Frakturen ist eine begleitende Fraktur median und paramedian im Corpus häufig. Bei einseitigen Frakturen muss eine Fraktur im gegenseitigen Corpusbereich ausgeschlossen werden.

Frakturen des Gelenkkopfs können ebenfalls weiter differenziert werden. Als Trennlinie kann eine Schräge vom lateralen Pol des Kopfs nach medial unten gelten. Frakturen medial davon könnten durch Halbierung des queren Kopfdurchmessers weiter unterteilt werden (Neff et al. 1999). Ist der laterale Pol des Kopfs intakt, besteht keine Höhenreduktion des Ramus. Frakturen durch den Kopf laufen fast immer schräg von lateral oben nach medial unten. Dorsal und lateral sind häufig kleine Fragmente ausgesprengt (Abb. 2.52) (Rasse et al. 1993). Die Frakturen sind, wenn sie am Pol oder medial den Ausgang nehmen, immer kranial intrakapsulär und kaudal extrakapsulär. Das kleine Fragment ist am M. pterygoideus lateralis gestielt und darüber ernährt. Es wird über den Zug dieses Muskels nach medial und vorne disloziert. Der Discus articularis folgt dem Gelenkkopf und dem Muskelzug.

Symptomatik

Schmerzen werden vom Patienten in Ruhe und bei Bewegung vor dem Ohr angegeben. Der Tastbefund bestätigt dies. Bei Frakturen und Perforation der Haut der Gehörgangswand kann es zu Blutungen aus dem Ohr kommen, Schädelbasisfrakturen müssen differentialdiagnostisch bedacht werden.

Okklusionsstörungen resultieren aus der Verkürzung der Ramushöhe mit konsekutivem Vorkontakt der Molaren auf der Frakturseite und offenem Biss auf der Gegenseite. Eine beidseitige Fraktur und Verkürzung führt auch zu beidseitigen Vorkontakten der Molaren und einem frontoffenen Biss. Bei einseitigen Frakturen ist die Laterotrusion zur Gegenseite vermindert, bei Protrusion kommt es zur Abweichung der Frontzähne zur Seite der Fraktur. Bei beidseitigen Frakturen sind Protrusion und Laterotrusion eingeschränkt. Vorsichtige Druckausübung auf das Kinn bei geöffnetem Mund führt zu Schmerzen im Gelenk und an der Bruchstelle. Gelenkschmerzen bestehen auch bei Prellung.

Die Frakturen des Gelenkkopfs ähneln denen der Gelenkhalsfrakturen, wenn mindestens zwei Drittel des Kopfs disloziert sind. Bei mehr medial gelegenen Frakturen kann die Ramushöhe erhalten sein. Es ist dann oft auch noch ein genügender Anteil des M. pterygoideus lateralis am großen Fragment verankert, um Mediotrusion und Protrusion auszuführen. Der Discus articularis kann ganz verlagert sein und Bewegungshemmungen verursachen. Bei starker Dislokation behindert evtl. der mediale Teil des Capitulum die Exkursion. Die fehlende Diskusinterposition, das lateral perforierte Ligament, die zerrissene Kapsel und der Kontakt der Bruchfläche mit der Wurzel des Jochbogens bilden prädisponierende Faktoren für eine Ankylose. Dies kommt besonders zum Tragen, wenn die protrusive und mediotrusive Komponente des M. pterygoideus lateralis ausgefallen ist. Der Stumpf des Gelenkfortsatzes wird dann nicht aus der Pfanne bewegt, sondern rotiert nur in dieser. Bei beidseitigen Frakturen mit Dislokation und Verkürzung der Ramushöhe kommt es zu einem frontoffenen Biss. Da die Protrusion eingeschränkt ist, kann auch durch kieferorthopädische Geräte eine korrekte Okklusion nur schwer erreicht werden. Ein dauerhaft offener Biss nach Ausheilung der Fraktur ist dann zu erwarten. Es resultiert bei disloziert verheilten Frakturen oft ein sattelförmiger Kondylus (bifid condyle).

Bildgebende Diagnostik

Konventionelle Röntgenaufnahmen können die Frakturen darstellen und die Dislokationen erkennbar machen. Die OPT, die Projektion nach Clementschitsch und eine Schädelbasisaufnahme erlauben die Diagnostik in 3 Ebenen. Je höher allerdings die Frakturen liegen, desto ungenauer wird die Beurteilung. Für kopfnahe und diakapituläre Frakturen ist ein CT mit axialer und koronarer Darstellung zu empfehlen. Mehrfachfrakturen des Kopfs können so diagnostiziert werden, auch Frakturen der Gehörgangswand sind beurteilbar.

Da Frakturen des Gelenkfortsatzes häufig mit solchen des Corpus mandibulae einhergehen, sind diese auszuschließen. Besonders Infrakturen der lingualen Kompakta sind oft nur im axialen CT erkennbar.

Die MRT bietet die Möglichkeit der Diagnostik der Diskusverlagerung. Dies ist aber nicht von praktischer Relevanz, da die Reposition nur im Falle einer operativen Therapie erfolgen kann, dann aber nicht der präoperativen Diagnostik bedarf. Vorausbestehende Diskusverlagerungen können nur aus der Anamnese wahrscheinlich gemacht werden (Gelenkknacken, temporäre oder dauernde Blockierungen der Öffnung).

Therapie

Konservative Therapie

Reposition, Retention und funktionelle Übungen gelten wie bei jedem Bruch als Therapietrias. Die **konservative Therapie** mit Reposition kann bei reiner Dislocatio ad longitudinem durch Distraktion versucht und in diesem Falle evtl. auch erreicht werden. Man bringt im Molarenbereich der Frakturseite ein Hypomochlion auf und schließt den Biss nach Einschienung mit Gummizügen. Der Erfolg sollte sich nach 3 Tagen eingestellt haben. Bei Dislocatio ad axim ist die Reposition auf diese Weise nur ganz selten erfolgreich. Dem dislozierenden Muskelzug des M. pterygoideus lateralis kann keine Kraft entgegengesetzt werden. Die Begradigung des Gelenkfortsatzes erfolgt bei konservativer Therapie fast ausschließlich durch späteren funktionellen Umbau. Die Potenz dazu sinkt mit dem Alter. Sie ist ebenso abhängig vom Ausmaß der Dislokation. Bei Luxationsfrakturen mit 45°-Abwinkelung und mehr ist auch beim Jugendlichen keine Restitution der Anatomie zu erwarten.

Die **konservative Retention** erfolgt durch eine IMF. Für einen dislozierten Bruch sollten 6 Wochen zur Ausheilung mit Kallus veranschlagt werden. Insbesondere bei stark dislozierten Frakturen verzichten viele konservativ Behandelnde auf Repositions- und Retentionsversuche völlig, da wie oben beschrieben die Reposition nicht erreichbar ist und die Retention in Fehlstellung keinen Gewinn bringt. Nach der ersten Phase der Ruhigstellung zur Schmerzminderung beginnt man bereits 1–2 Wochen nach der Fraktur mit Bewegungsübungen. Zur Führung der Zähne in die Okklusion können wegen der fehlenden skelettalen Führung funktionskieferorthopädische Geräte verwendet werden. Der Gelenkkopf wird unter diesen Übungen oft in einer anterior dislozierten Position auf der Eminentia articularis eine »Nearthrose« bilden. In diesem Fall kann die Höhe des Ramus nach Ausheilung der Fraktur neu abgestützt sein, und die Zähne können in die Okklusion finden. Die Führung des Gelenks ist jedoch muskulär, und der Kopf kann unter Druck nach dorsal in die ursprüngliche Pfanne disloziert werden. Patienten können diesen Status tolerieren. Fehlt diese Abstützung an der Eminenz und ist der Gelenkkopf auch nicht in der Pfanne in Kontakt, dann führen die Mundschließer zu einem offenen Biss auf der Gegenseite. Die ständige Imbalance des Gelenkkopfs bedingt auch oft Muskelbeschwerden.

In allen Fällen der Annäherung des Gelenkkopfs an den Processus pterygoideus besteht eine Verkürzung der möglichen Kontraktionsstrecke des M. pterygoideus lateralis. Damit kommt es zu einer Reduktion der Laterotrusion zur Gegenseite (Rasse et al. 1990).

Operative Therapie

Je nach Lokalisation der Fraktur und der Art der beabsichtigten Osteosynthesen stehen in der operativen Therapie verschiedene Zugangswege zur offenen Reposition zur Verfügung. Bis zur Freilegung der Frakturregion soll der Patient, um den N. facialis stimulieren zu können, nicht relaxiert sein.

Der **orale Zugang** entspricht demjenigen für eine Operation am Ramus (s. oben) (Pape et al. 1980). Es wird das Periost aber bis in den Bereich des Processus condylaris abgeschoben. Vorsicht ist geboten, die Vasa masseterica und den Ramus massetericus des N. mandibularis in der Incisura mandibulae nicht zu verletzen. Der Patient soll dann relaxiert werden. Der Kieferwinkel kann mit transkutanen Zangen nach kaudal extendiert werden, um die Reposition zu erleichtern. Mit Elevatorien wird der Gelenkkopf in die Pfanne bewegt und die Fraktur eingestellt. Eine endoskopische Kontrolle der Position, insbesondere des dorsalen Randes des Gelenkfortsatzes, ist ratsam. Das Endoskop kann direkt oder von submandibulär eingeführt werden. Spezielle Instrumentensets, auch für die Durchführung der Osteosynthese, sind verfügbar. Je basaler die Fraktur liegt, desto leichter ist sie von oral reponierbar. Hohe Frakturen sind über diesen Zugang kaum behandelbar, diakapituläre Frakturen keine Indikation für diesen alleinigen Zugang.

Für den **submandibulären Zugang** (◘ Abb. 2.53) erfolgt die Inzision wie für Kieferwinkelfrakturen beschrieben (s. oben) (Rasse et al. 1993, Spiessl u. Schroll 1972). Soll eine Zugschraube nach Eckelt vom Kieferwinkel in den Gelenkfortsatz gesetzt werden (Eckelt 1981), wird auch der M. pterygoideus medialis kaudal etwas abgelöst, um den Zugang zum Angulus frei zu legen. Beim **perimandibulären Zugang** wird die Inzision knapp dorsal des Kieferwinkels in Richtung zum Ohrläppchen geführt. Unter der Haut wird die Fascia parotideomasseterica zwischen Glandula parotis und Ramus inzidiert (~3 cm). Unter der Faszie laufen ein oder zwei bukkale Äste des N. facialis nach ventral. Sie können disseziert und geschont werden. Man kann auch rein spreizend bis zum hinteren Mandibularand vorgehen und die Äste nicht »aufsuchen«. Dort wird das Periost entlang des Randes senkrecht inzidiert und die Fraktur dargestellt. Die hier genannten Inzisionen können ineinander übergehen bzw. jeweils nach kaudal oder kranial verlängert werden. Die kraniale Inzision kann auch zur aurikulären überleiten.

Für den **aurikulären Zugang** (◘ Abb. 2.54) erfolgt die Inzision entlang des Tragus und der Helix (Rasse et al. 1993). Über diese oder in einer Hautfalte davor wird in die Schläfe verlängert. Der M. parietotemporalis wird bis auf die Fascia temporalis inzidiert. Entlang der Ohrknorpel wird nach medial vorgegangen. Dann wird auf der Temporalisfaszie und dem Jochbogen nach ventral präpariert, bis über letzterem die Vena temporalis media sichtbar wird. Sie gibt die Lage der Fossa articularis an und wird ligiert. Die Fascia temporalis wird kranial dieser Stelle schräg aufsteigend inzidiert. Es folgt die subfasziale und subperiostale Präparation nach ventral bis knapp vor das Tuberculum articulare. Nun wird auf der Gelenkkapsel nach kaudal präpariert, bis die Vasa temporalia und der N. auriculotemporalis dargestellt sind. Sie schlingen sich von kaudal dorsal um den Gelenkhals und werden nach lateral abgehalten. Mit ihnen verlaufen die Stirnäste des N. facialis und werden gleichfalls geschont. Nun kann medial dorsal von diesen das Periost des

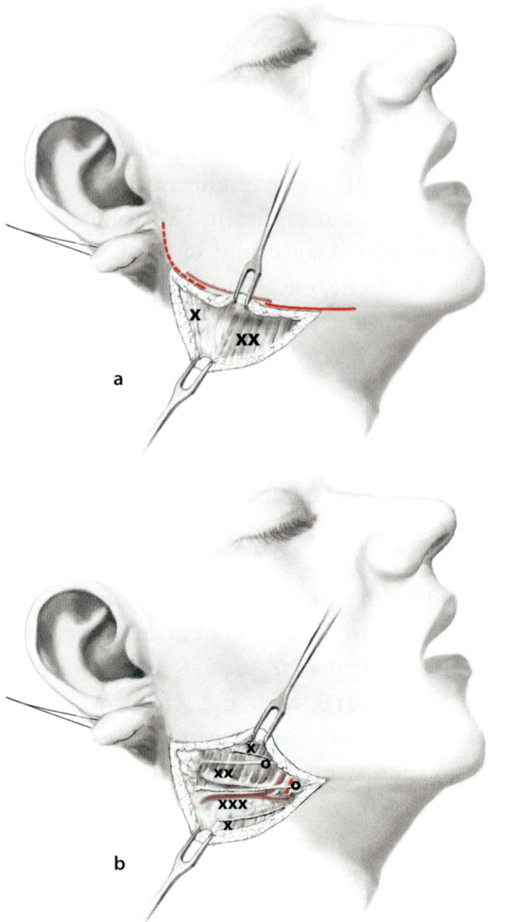

◘ **Abb. 2.53a, b** Submandibulärer und periangulärer Zugang zum Gelenkfortsatz. **a** Linie der Inzision (submandibulär: durchgezogene Linie; angulär: gepunktete Linie; retromandibulär: gestrichelte Linie). Nach der Hautinzision trifft man auf das Platysma, dorsal davon auf das SMAS. Der N. auricularis magnus perforiert letzteres auf dem Weg zur Haut. x: N. auricularis magnus, xx: Platysma. **b** Zugang nach Hautinzision und Spaltung des Platysma. Unter dem Platysma liegen die Fazialisäste und eine Vene, welche die Vv. retromandibularis und facialis verbindet. O: Rr. buccalis et marginalis n. facialis, x: Platysma, xx: M. masseter, xxx: Vasa facialia

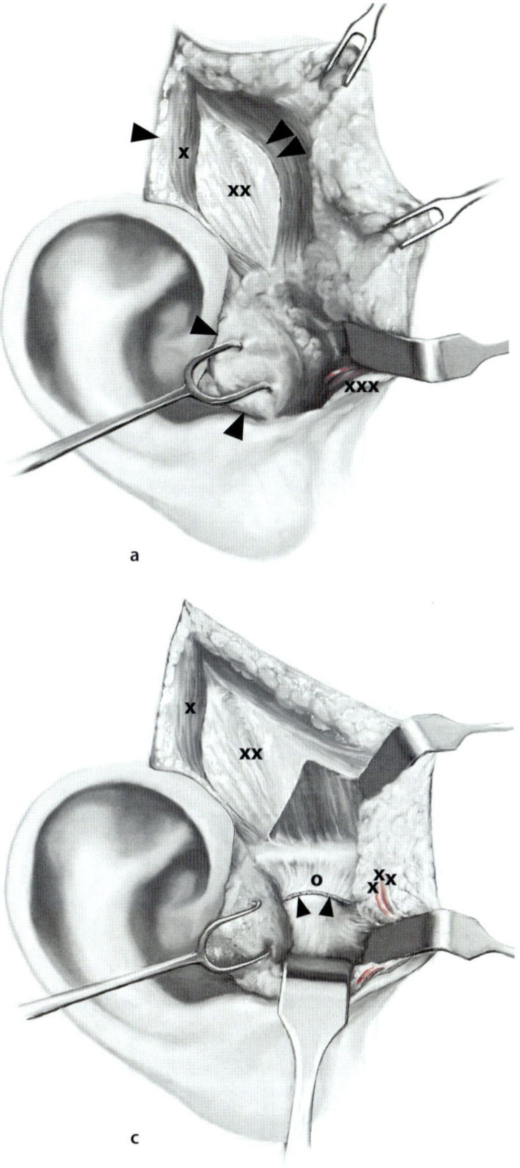

Abb. 2.54a–c Präaurikulärer Zugang zum Kiefergelenk. **a** Hautinzision (Pfeil) und Inzision des M. temporoparietalis (Doppelpfeil), Präparation entlang der Ohrknorpel nach medial. **b** Präparation im Fett zwischen oberflächlicher und tiefer Temporalfaszie nach ventral (Pfeil) auf der Gelenkkapsel nach kaudal (Doppelpfeil), N. auriculotemporalis, A. und V. temporalis superficialis (xxx). **c** Horizontale und senkrechte Inzision des Periosts unter dem Gelenkkopf. Der Nerv und die Gefäße werden nach lateral mit dem Periost abgehalten. x: M. temporoparietalis, xx: Fascia temporalis, xxx: Vasa temporalia und N. auriculotemporalis, O: Ligamentum temporomandibulare

Gelenkfortsatzes senkrecht inzidiert und dieser subperiostal freipräpariert werden. Für Frakturen am Gelenkhals ist keine Eröffnung des intraartikulären Raums erforderlich.

Soll zur Vermeidung einer perimandibulären Narbe der kaum sichtbare aurikuläre Zugang gewählt werden, kann von hier aus subperiostal nach kaudal bis zum Kieferwinkel präpariert werden. Für Manipulationen kaudal wird evtl. zusätzlich der enorale Zugang gewählt. Schrauben lassen sich kaudal unter Sicht von oben auch über ein transbukkales Besteck applizieren.

Für hohe Frakturen, insbesondere aber Frakturen des Gelenkkopfs, ist die Darstellung der Dorsalfläche des Gelenkkopfs für eine anatomisch richtige Reposition und Osteosynthese wichtig. Es ist für diese Darstellung ungünstig, einen Zugang präaurikulär zu wählen, der Weichgewebe zwischen Gehörgang und Gelenkkopf dorsal belässt und so die Sicht auf die medialen Bereiche des Kopfs behindert. Es ist günstiger, wenn man sich beim aurikulären Zugang ganz an den Gehörgang und die Ohrknorpel hält. Auch der **retroaurikuläre Zugang** kann dies gewährleisten (Bockenheimer 1920); es gibt Chirurgen, die diesen zu obigem Zweck bevorzugen. Die Ohrmuschel wird dabei von dorsal her am Gehörgang abgetrennt und ventral an der Haut gestielt gelassen.

Bei der **Reposition von Gelenkfortsatzfrakturen** müssen der Gelenkfortsatz mit dem Kopf in die Pfanne gebracht und die Bruchflächen aufeinander gestellt werden. Nach Freilegung der Frakturregion soll der Patient relaxiert werden. Bei bestehendem Kontakt der Bruchflächen (Dislocatio ad axim) kann am Kieferwinkel eine spezielle Zange transkutan angebracht und eine Extension nach kaudal durchgeführt werden. Meist ist der Gelenkkopf nach medial und ventral disloziert. Je nach Zugang kann er von kaudal, dorsal oder kaudal-ventral mit Elevatorien nach lateral-dorsal gedrückt werden. Von unten oder dorsal kann man entlang des Ramus an der Medialseite subperiostal nach oben präparieren, bis man die Bruchstelle erreicht und von der medialen Seite des dislozierten Teils dieses nach lateral drücken (◘ Abb. 2.55). Von ventral ist es schwieriger, dieses Manöver durch die Incisura mandibulae durchzuführen. Bei Dislocatio ad longitudinem ist es oft günstig, ein am Bruchspalt nach medial disloziertes proximales Fragment zuerst nach lateral zu bringen. Die nötige Extension kann beträchtlich sein. Anstatt einer transkutanen Zange kann bei kaudalem Zugang auch ein Haken in die Inzisur gesetzt oder ein Loch am Kieferwinkel gebohrt und mit einem durchgezogenen Draht nach unten gezogen werden.

Für die Aufrichtung des proximalen Fragments gibt es auch eigene Repositionszangen, die bei sub- oder perimandibulärem Zugang angesetzt werden können. Auch ein in das proximale Fragment einschraubbarer Repositionsgriff kann verwendet werden (◘ Abb. 2.56). In seltenen Fällen kann es jedoch nötig sein, einen zusätzlichen aurikulären Zugang zu wählen, um den Kopf unter direkter Sicht in die Pfanne zu reponieren.

Das Manöver der Reposition soll ohne IMF durchgeführt werden, da diese den nötigen Frei-

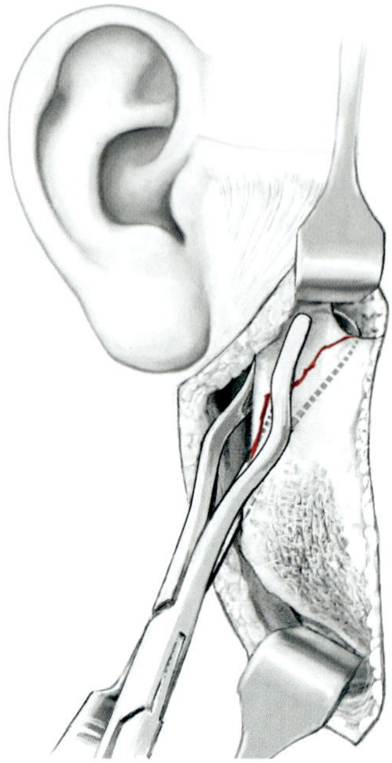

◘ **Abb. 2.55** Reposition des Gelenkfortsatzes mit Extensionszange und Elevatorium. Das Elevatorium liegt subperiostal an der Medialseite des Ramus, lateral des M. pterygoideus medialis. Die Zange wird von kaudal dorsal angelegt

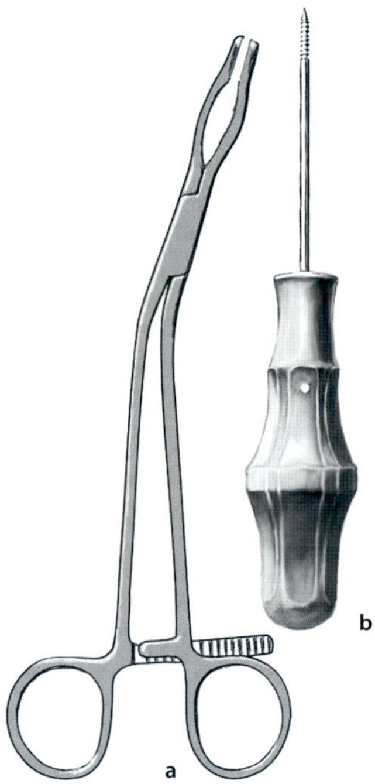

◘ **Abb. 2.56a, b** Repositionszange und Repositionsgriff

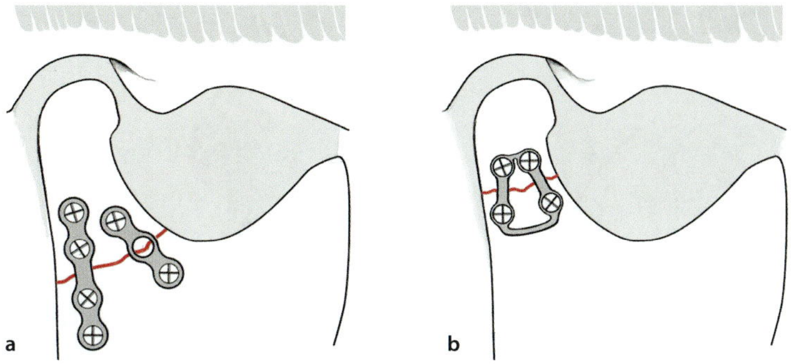

Abb. 2.57a, b Osteosynthese einer Collumfraktur. **a** Positionierung von zwei Miniplatten bei Collumfraktur. **b** Applikation einer Deltaplatte

raum zu sehr einschränkt. Unter Druck in die Okklusion und nach dorsal ins Gelenk gelingt es, die Fragmente auch im Bruchbereich anatomisch korrekt einzustellen. In manchen Fällen schräg nach medial abfallender Bruchlinien kann es jedoch zum Abgleiten kommen. Eine Repositionszange kann dann für den Vorgang der Osteosynthese in situ verbleiben.

Für die **Osteosynthese** haben sich Platten- und Zugschraubenosteosynthesen bewährt. Zwei **Miniplatten** in einem nach unten offenen Winkel ergeben eine funktionsstabile Osteosynthese, wenn proximal mindestens 3 Schrauben verankert sind. Eine Platte soll nahezu senkrecht am Dorsalrand, eine schräg nach vorne unter der Inzisur liegen (Abb. 2.57). Es ist auf diese Weise den Zug- und Druckkräften bei der Funktion genügend Widerstand geboten. Anstelle von 2 Platten haben sich auch spezielle deltaförmige Platten bewährt. Sie sind in unterschiedlichen Längen verfügbar und imitieren das V oder Y der 2 Platten, haben jedoch sozusagen Stege zur Versteifung (Abb. 2.57). Wegen der höheren Rigidität sollen 2 Schrauben im proximalen Fragment genügen. Es ist in diesem Falle ein winkelstabiles System theoretisch im Vorteil. Auf eine korrekte Bruchreposition ist zu achten. Fehlt diese, so kommt es, da die Platten dann allein lasttragend werden, zu Ermüdungsbrüchen. Es sind auch aus diesem Grund Zugänge mit guter Exposition empfehlenswert.

Im dorsalen Bereich des Ramus und des Gelenkfortsatzes ist das Knochenangebot für eine axial laufende **Zugschraube** vorhanden. Die günstigste Lage hinsichtlich achsengerechter Kompression und Stabilität der Schraube im Knochen kaudal hat die Schraube nach Eckelt (Eckelt 1981). Sie wird vom unteren Rand des Kieferwinkels in Richtung Gelenkkopf annähernd parallel zum Dorsalrand gesetzt. Es wird zuerst zur Richtungsmarkierung am Bruchspalt ein Sichtfenster mit Rosenbohrern in der äußeren Kortikalis geschaffen. Dann erfolgt das Bohren eines Gleitlochs in der Spongiosa zum Bruchspalt mit einer Lindemann-Fräse. Mit einer Kopfraum-Fräse wird für die Kontermutter am Unterkieferrand ein erweiterter Raum gebohrt und ein planes Widerlager geschaffen. Es folgt mit einem Gewindegangbohrer das Anlegen des Gewindelochs im proximalen Fragment. Dann wird die Länge der Schraube gemessen und diese gesetzt. Sie reicht bis zum Unterkieferrand. Eine Kontermutter wird auf das Schraubenende aufgeschraubt und die Fraktur unter Kompression gebracht (Abb. 2.58). Die Schraube kann in Lokalanästhesie über eine Stichinzision entfernt werden. Der Vorteil der Methode liegt in der stabilen zentralen Kompressionsosteosynthese. Allerdings kann das Bohren des Gleitkanals bei dünnem Ramus schwierig sein. Evtl. liegt die Schraube teilweise frei, was ihre Stabilität aber nicht beeinträchtigt.

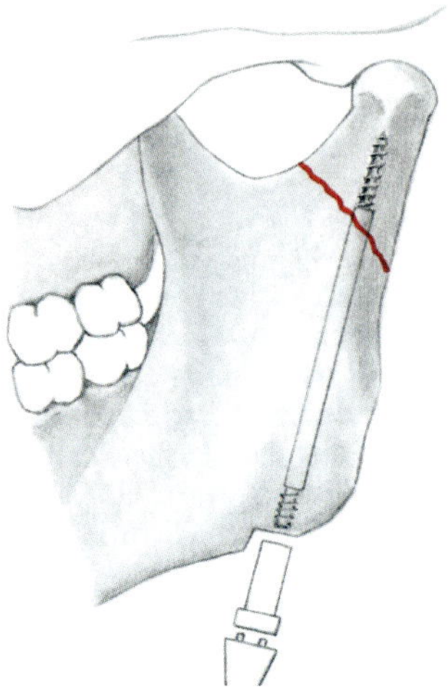

Abb. 2.58 Zugschraube nach Eckelt. Gewindeloch im gelenknahen Fragment. Gleitloch im Ramus. Kontermutter für die Kompression am Mandibularand

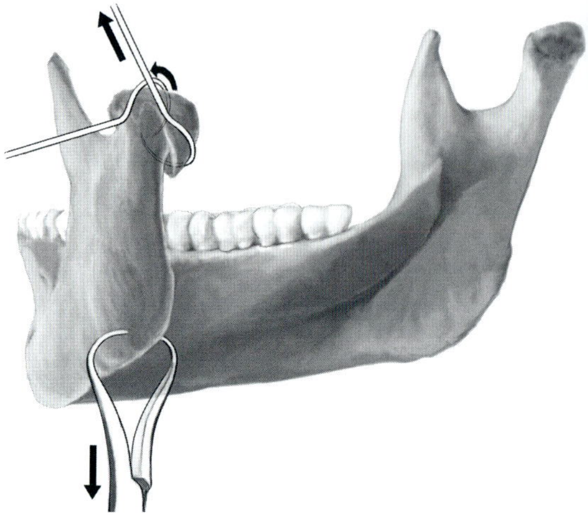

Abb. 2.59 Reposition einer Gelenkkopffraktur mit Haken unter Extension. Unter transkutaner Extension wird mit 2 Haken über die Fossa der Gelenkkopf reponiert

Die Zugschraube nach Krenkel kann gleitend von kaudal unten an der Außenseite nach oben in den Bruchbereich und das proximale Fragment eingebracht werden (Krenkel 1992). Je stärker axial die Schraube gesetzt wird, desto mehr nähert sie sich dem Unterkieferrand. Die Schraube ist nach bukkal im kaudalen Bereich nur gesichert, wenn man sie zusätzlich mit einer Platte an den Ramus fixiert.

Die **Reposition von Gelenkkopffrakturen** erfolgt über einen aurikulären oder einen retroaurikulären Zugang. Man erhält Sicht von dorsolateral auf die Gelenkkopfregion. Der mediale Kopfteil ist bei Dislokation nicht direkt sichtbar. Man muss den Ramus nach kaudal ziehen (s. oben.). Nun kann man das typischerweise mit der Gelenkfläche nach vorne gekippte, ventral kaudal und medial liegende Fragment mit Dissektoren darstellen. Mit 2 Haken erfolgt die Reposition. Sie werden von dorsal eingeführt. Ein Haken greift oben über die Gelenkfläche, der zweite umgreift den kaudalen Rand von medial her (Abb. 2.59). Mit dem ersten Haken richtet man das Fragment auf, mit dem zweiten bewegt man es nach dorsokranial. Es darf nur langsam reponiert werden, um keine zusätzliche Fraktur zu erzeugen.

Cave

Der ventrale Ansatz des M. pterygoideus lateralis muss unbeschädigt bleiben.

Wird der Muskelansatz doch beschädigt, ist die Blutversorgung des kleinen Fragments nicht mehr gewährleistet, und es kann zur Resorption kommen. Es wäre auch durch den fehlenden Muskelansatz, wenn der ganze Kopf disloziert war, eine Protrusion und Laterotrusion auf ein Minimum reduziert. Der laterale Pol und die dorsale Fläche des Kopfs sind der Ort, an dem häufig kleine Biegungskeile ausgebrochen sind. Diese sollen ebenfalls reponiert werden. Die Frakturstelle kaudal medial ist meist einfach und gibt wegen der Stabilität des hier vorliegenden Knochens den sichersten Anhalt für die gute Reposition.

Die **Osteosynthese von Kapitulumfrakturen** hat wenig Raum und Knochen zur Verfügung. Schrauben von lateral kaudal nach kranial medial, senkrecht zum Frakturspalt, ergeben die günstigste Osteosynthese. Es werden Schrauben

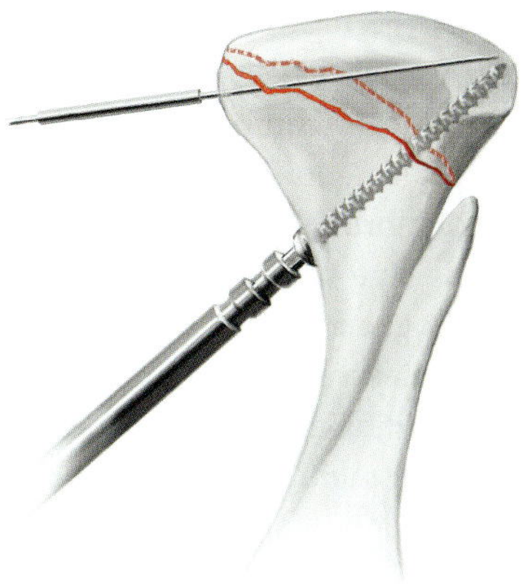

Abb. 2.60 Gelenkkopfosteosynthese. Die Kirschnerdrahtapplikation dient der temporären Fixierung nach Reposition. Senkrecht zum Frakturlinienverlauf erfolgt die Osteosynthese mit einer 2,0 mm Schraube. Zuletzt wird der Kirschnerdraht durch einen Polydioxanonstift ersetzt. Das transbukkale Set weist Rillen zur Fixation mit einer Klemme auf

von 2 mm und weniger Durchmesser angewandt, die Länge beträgt meist 13–17 mm. Die mediale Kortikalis muss nicht gefasst werden. Nach der Reposition kann ein Kirschnerdraht direkt oder transkutan zur Retention gesetzt werden. Er läuft durch das obere Ende des distalen Fragments in den Gelenkkopf. Darunter wird eine 2 mm-Schraube – bei stabilen Verhältnissen als Zugschraube – gesetzt. Der Draht wird abschließend durch einen resorbierbaren Polydioxanonstift ersetzt. Dieser hält durch Friktion und besitzt genug Scherfestigkeit, um zusätzlich gegen eine Rotation zu sichern (Ethipin-Set, Ethicon, Wien) (Rasse 1993) (Abb. 2.60). Bei genügendem Knochenangebot können 2 Schrauben verwendet werden (Kermer et al. 1998). Drei Schrauben kleinerer Dimension geben ebenfalls eine ausreichende Stabilität. Kleine Fragmente können, wenn sie nicht klemmen, mit Polydioxanonstiften der Dimension 1,2 mm fixiert werden.

Nach Reposition des Kopfs kann die Position des Diskus inspiziert werden. Bei Dislokation mit Abriss seines Ansatzes am dorsalen Gelenkkopf ist er wie bei einer Diskusreposition möglichst mit mehreren langsam resorbierbaren Nähten zu fixieren. Die Gelenkkapsel wird mit 4-0 Nähten genäht. Es ist jedoch eine Exploration unter Ablösung von Kapsel- und Diskusinsertionen möglichst zu vermeiden, um nicht zusätzliche Schäden zu setzen. Der Nahtverschluss der Gelenkkapsel muss in Protrusionsstellung erfolgen, um jede Bewegungslimitation zu vermeiden.

Funktionelle Übungen für Patienten mit operierten Gelenkhals- und -kopffrakturen

Die operative Therapie hat neben der anatomischen Reposition und Fixation der Hart- und Weichgewebe das Ziel, sofortige Bewegung unter annähernd korrekten anatomischen Bedingungen zu ermöglichen. Es soll keine IMF nötig sein. Über 3 Wochen sind breiige Ernährung und unforcierte Bewegung erlaubt. Dann soll auf maximale Bewegung trainiert werden. Physikalische Therapie mit passiver Bewegung in maximale Laterotrusion und Protrusion sind zu empfehlen.

Risiken der operativen Therapie gelenkbezogener Frakturen

Die Schädigung von Fazialisästen beim Zugang oder deren Überdehnung während der Operation ist die am meisten gefürchtete Komplikation. Bei korrekter Technik ist das Risiko für eine Dauerschädigung minimal. Temporäre Schäden sind meist bei zu klein gewähltem Zugang durch Weichgewebezug bedingt.

Die äußere Narbe kann bei oralem Zugang ganz vermieden werden. Der aurikuläre und der retroaurikuläre Zugang sind praktisch nicht sichtbar. Sie können bei hohem ästhetischen Anspruch in Kombination mit dem oralen Zugang für alle Frakturtypen ausreichende Exposition garantieren. Nekrosen und Repositionen betreffen bei schonendem Zugang höchstens kleine, ausgesprengte, von der Ernährung ausgeschlossene Fragmente. Die Ablösung des M. pterygoideus lateralis als Ernährungsstiel muss allerdings vermieden werden. Daher sind auch Explantationen und folgende Replantationen keine Wahleingriffe.

Spätfolgen von Gelenkfortsatzfrakturen

Disloziert verheilte Frakturen führen zur Bildung von Nearthrosen. Dies kann in starker Fehlstellung der Okklusion erfolgen. Charakteristisch für medial-anterior verlagerte Frakturen ist eine Annäherung von Ursprung und Ansatz des M. pterygoideus lateralis. Daraus ergibt sich eine verkürzte Kontraktionsstrecke und oft auch eine mechanische Behinderung der Mediotrusion. Dies ist ein signifikanter Befund bei der konservativen Therapie (Rasse et al. 1990). Bei verkürzter Ramushöhe und fehlender Abstützung in einer Nearthrose kommt es zu kontralateral offenem Biss (einseitige Fraktur) oder frontoffenem Biss (beidseitige Fraktur). Bei Mundöffnung führen ein verkürzter Ramus und/oder eine verminderte Protrusion zu Deflexionen zur Frakturseite.

Posttraumatisch kann es zu den Symptomen einer Diskusverlagerung kommen. Wie an anderen Frakturorten sind Pseudarthrosen möglich. Die schwerwiegendste Folge einer Gelenkfortsatzfraktur, meist Gelenkkopffraktur, ist die Ankylose.

Therapie der Spätfolgen

Bei ästhetischen und funktionellen Beschwerden aufgrund disloziert verheilter Frakturen sind verschiedene Maßnahmen zu erwägen. Eine physikalische Therapie mit Bewegungsübungen soll jedenfalls eingeleitet werden. Kleine Okklusionsstörungen können gnathologischen Maßnahmen zugänglich sein. Bestehen stärkere Dislokationen, sind chirurgische Maßnahmen ins Auge zu fassen.

Behindernde Gelenkkopfformationen können durch **Arthroplastiken** behandelt werden. Okklusionsstörungen und Exkursionsbehinderungen lassen sich so beheben. Es ist allerdings auf die Erhaltung des Ansatzes des M. pterygoideus lateralis zu achten. **Osteotomien an der Frakturstelle** und Neueinstellung des proximalen Fragments sind möglich. Eine exakte Einstellung ist meist schwierig. Die Osteosynthese muss berücksichtigen, dass die Verankerung an der Frakturstelle meist gering ist. Eine Zugschraubenosteosynthese nach Eckelt oder eine Plattenosteosynthese sind durchführbar. Eine zusätzliche Knochentransplantation an die Frakturstelle kann nötig sein. Eine **bruchferne Osteotomie** ermöglicht ebenfalls eine korrekte Gelenkposition. Es sind die orthognathen Ramusosteotomien anwendbar. Beispielsweise kann eine vertikale Ramusosteotomie die Gelenkhöhe wiederherstellen, ebenso kann eine sagittale Osteotomie erfolgreich sein.

Wurde der Gelenkfortsatz entfernt oder wurde er nekrotisch, sind Gelenkersatzoperationen mit Endoprothesen oder Transplantaten möglich; z.B. können Rippentransplantate frei oder vaskularisiert eingesetzt werden. Zwischen 30 und 67% der **Ankylosen** sollen traumatisch (Obiechina et al. 1999, Topazian 1964), zwischen 28 und 50% infektiös bedingt sein. Disloziert verheilte Frakturen und die typische Anatomie initialer Ankylosen weisen auch bei nicht erinnerlichen Traumen oft auf die Frakturanamnese hin. Es bleibt die Ursache manchmal jedoch unklar. Die wahrscheinlichste Genese posttraumatischer Ankylosen ist die Organisation eines intraartikulären Hämatoms bei Gelenkkopffrakturen. Primär ist die Ankylose bindegewebig, schließlich ossifiziert sie, und die knöcherne Verbindung überschreitet dann den Gelenkbereich (He et al. 2008). Sie zeigt sich in den meisten Fällen jedoch nicht über den ganzen Gelenkbereich gleichmäßig. Bei weniger ausgeprägten Fällen – wahrscheinlich in den früheren Stadien, die in vielen Ländern ja bereits zur klinischen Untersuchung kommen – findet sich die knöcherne Brücke lateral. Medial besteht noch ein Gelenkspalt zwischen dem dislozierten Gelenkkopf und der Pfanne, hier liegt auch disloziert der Diskus (Rasse 2009).

Man unterscheidet intra- und extraartikuläre Ankylosen. Traumabedingte extraartikuläre Ankylosen sind selten. Ein dislozierter Jochbogen kann die Bewegung des Gelenks stark einschränken. Bei Verwachsungen zwischen Jochbein und

Jochbogen und Gelenkfortsatz entsteht eine Ankylose, die sich meist vom Gelenk her fortschreitend bildet. Verlängerungen des Muskelfortsatzes können zu extraartikulärer Bewegungshemmung führen. Narbige Strukturen durch Verletzungen des M. temporalis können zu ankyloseartiger Einschränkung der Öffnung führen, z.B. auch nach neurochirurgischen Interventionen. Auch Blutungen in die Mundöffner und/oder -schließer im Sinne eines Kompartmentsyndroms mit folgender Vernarbung, evtl. Verkalkung, können dazu führen.

Zusammenfassende Beurteilung der Therapien der Gelenkfortsatzbrüche

Die Wiederherstellung der Anatomie des Skeletts, damit auch des Muskelansatzes und der Kontraktionsstrecken sowie der Diskus- und Kapselverletzungen, ist abhängig von:

- dem Ausmaß der Verletzung und Dislokation
- dem Grad der Restitutionsfähigkeit des Organismus
- der Verbesserung durch die Therapie

Die chirurgische Therapie ist bei fast allen Dislokationen bis auf Trümmerbrüche des Gelenkkopfs imstande, eine Reposition und Retention zu erreichen. Dies verbessert die Ausgangslage für die zu leistende Remodellierung und Wiederherstellung der Muskelfunktion in sehr hohem Maße. Sie ermöglicht auch in fast allen Fällen eine sofortige Übungsbehandlung in korrekten anatomischen Bedingungen. Für über 45° dislozierte Frakturen und Luxationsfrakturen ist nur über eine operative Therapie eine anatomische und funktionelle Restitution erreichbar. Das Risiko liegt in der Durchführung der chirurgischen Therapie, die besonders in dieser Region anspruchsvoll ist.

Bei geringer Dislokation und umso günstiger, je jünger der Patient ist, kann die Remodellierfähigkeit des Organismus zur Wiederherstellung einer guten Funktion genügen! Selbst unter günstigen Bedingungen ist der Aufwand für den Erwachsenen und die Betreuung aber ungleich höher als bei der chirurgischen Therapie. Das Ergebnis ist auch weniger vorhersehbar. Dagegen haben Kinder unter 12 Jahren mit Frakturdislokationen bis 45° im Allgemeinen gute Prognosen bei konservativer Therapie. Für den Zwischenbereich zeigten prospektive Studien in allen Kriterien bessere funktionelle Ergebnisse und weniger Beschwerden für Patienten mit operativer Therapie. Die konservativ Behandelten hatten aber zum Großteil akzeptable Funktionen (Eckelt et al. 2006).

Literatur

Bockenheimer P (1920) Eine neue Methode zur Freilegung der Kiefergelenke ohne sichtbare Narben und ohne Verletzung des N. facialis. Zentralbl Chir 47: 1560–1579

Converse JM (1944) Two plastic operations for repair of the orbit following severe trauma and extensive comminuted fracture. Arch Ophthalmol 31: 323–32

Eckelt U (1981) Zugschraubenosteosynthese bei Unterkiefergelenkfortsatzfrakturen. Med Habilschr, Dresden

Eckelt U, Schneider M, Erasmus F, Gerlach KL, Kuhlisch E, Loukota R, Rasse M, Schubert J, Terheyden H (2006) Open versus closed treatment of fractures of the mandibular condylar process – a prospective randomized multi-centre study. J Craniomaxillofac Surg 34: 306–314

Eufinger H, Wehmöller M, Machtens E, Heuser L, Harders A, Kruse D (1995) Reconstruction of craniofacial bone defects with individual alloplastic implants based on CAD/CAM-manipulated CT-data. J Cranio Maxillofac Surg 23: 175–181

Eufinger H, Weihe S, Scherer P, Rasche C, Wehmöller M (2006) Management of cranial and craniofacial bone defects with prefabricated individual titanium implants: follow-up and evaluation of 166 patients with 169 titanium implants from 1994–2000. J Comp Ass Radiol Surg 1: 197–203

Escher F (1973) Das Schädelhirntrauma in oto-rhinologischer Sicht. HNO 21: 129–144

Ewers R (1978) Die Knochenstrukturen des Mittelgesichtes und ihre Frakturversorgung im spannungsoptischen Experiment. Med Diss, Freiburg

Hausamen JE, Schmidseder R (1975) Beteiligung der vorderen Schädelbasis bei Frakturen des Mittelgesichts. In: Schuchardt K (Hrsg) Fortschr Kiefer GesichtsChir, Bd XIX. Thieme, Stuttgart New York, S 134–136

He D, Ellis E 3rd, Zhang Y (2008) Etiology of temporomandibular joint ankylosis secondary to condylar fractures: the role of concomitant mandibular fractures. J Oral Maxillofac Surg 66: 77–84

Kärcher H, Penkner K (1991) Ergebnisse der freien und gefäßgestielten Knochenrekonstruktion nach Unterkieferkontinuitätsdefekten. Dtsch Z Mund Kiefer Gesichtschir 15: 285–291

Kermer Ch, Undt G, Rasse M (1998) Surgical reduction and fixation of intracapsular condylar fractures. A follow up study. Int J Oral Maxillofac Surg 27: 191–194

Krenkel C (1989) Erfahrungen mit der evakuierbaren anatomischen Kieferhöhlenendothese beim Orbita- und Oberkiefertrauma. Dtsch Z Mund Kiefer Gesichtschir 13: 252–255

Krenkel C (1992) Axial ›anchor‹ screw (lag screw with biconcave washer) or ›slanted-screw‹ plate for osteosynthesis of fractures of the mandibular condylar process. J Craniomaxillofac Surg 20: 348–353

Lang J (1985) Übergeordnete Systeme. In: Lanz T von, Wachsmuth W (Hrsg.) Praktische Anatomie, Bd 1/1 Kopf, Teil 2. Springer, Berlin Heidelberg New York

LeFort R (1901) Etude experimentale sur les fractures de la machoire superiore. Rev Chir 23: 208–227, 360–379, 479–507

Loukota RA, Neff A, Rasse M (2010) Nomenclature/classification of fractures of the mandibular condylar head. Br J Oral Maxillofac Surg 48: 477–478

Machtens E, Klug W (1977) Spätfolgen unzureichender Primärversorgung im Bereich der Frontobasis. In: Schuchardt K, Becker R (Hrsg) Fortschr Kiefer GesichtsChir, Bd XXII. Thieme, Stuttgart New York, S 64–66

McCord CD Jr, Moses JL (1979) Exposure of the inferior orbit with fornix incision and lateral canthotomy. Ophthalmic Surg 10: 53–63

Moses JL, McCord CD Jr. (1979) Orbital decompression. Am Surg 45: 608–611

Neff A, Kolk A, Deppe H, Horch HH (1999) Neue Aspekte zur Indikation der operativen Versorgung intraartikulärer und hoher Kiefergelenkluxationsfrakturen. Mund Kiefer GesichtsChir 3: 24–29

Nicholson DH, Guzak SW (1971) Visual loss complicating repair of orbital floor fractures. Arch Ophthalmol 86: 369–375

Oberascher G (1993) Diagnostik der Rhinoliquorrhoe. Eur Arch Otorhinolaryngol Suppl 1: 485–492

Ochs MW, Beatty RL (1994) Complex facial fractures in the periorbital region. Semin Ophthalmol 9: 218–228

Obiechina AE, Arotiba JT, Fasola AO (1999) Temporomandibular joint ankylosis in south western Nigeria. East Afr Med J 76: 683–686

Pape HD, Hauenstein H, Gerlach KL (1980) Chirurgische Versorgung der Gelenkfortsatzfrakturen mit Miniplatten. Indikation – Technik – Erste Ergebnisse und Grenzen. In: Schuchardt K, Schwenzer N (Hrsg) Fortschr Kiefer GesichtsChir, Bd XXV. Thieme, Stuttgart New York, S 81–83

Parsons GS, Mathog RH (1988) Orbital wall and volume relationships. Arch Otolaryngol Head Neck Surg 114: 743–747

Parsons RW, Thering HR (1972) An approach to reconstruction of complex lower face injuries. Br J Plast Surg 25: 23–28

Perthes G (1924) Über Frakturen und Luxationsfrakturen des Kieferköpfchens und ihre operative Behandlung. Arch Klein Chir 133: 418–423

Rasse M (2009) Chirurgische Therapie der Kiefergelenksankylose. Inf Orthod Kieferorthop 41: 231–236

Rasse M (1993) Diakapituläre Frakturen der Mandibula. Eine neue Operationsmethode und erste Ergebnisse. Z Stomatol 9: 413–428

Rasse M, Beck H, Futter M (1990) Ergebnisse nach konservativer und operativer Versorgung von Gelenkfortsatzfrakturen des Unterkiefers. Z Stomatol 87: 215–225

Rasse M, Fialka V, Paternostro T (1993) Modifikationen des Zuganges zum Kiefergelenk und Ramus mandibulae. Acta Chir Austr 1: 49–54

Rasse M, Koch A, Traxler H, Malek R (1993) Der Frakturverlauf von diakapitulären Frakturen der Mandibula – eine klinische Studie mit anatomischer Korrelation. Z Stomatol 90: 119–125

Rontal E, Rontal M, Guilford FT (1979) Surgical anatomy of the orbit. Ann Otol Rhinol Laryngol 88: 382–386

Spiessl B, Schroll K (1972) Gelenkfortsatz- und Kieferköpfchenfrakturen. In: Nigst H (Hrsg). Spezielle Frakturen- und Luxationslehre, Bd I/1 Gesichtsschädel, Thieme, Stuttgart New York, S 136

Tessier P (1973) The conjunctival approach to the orbital floor and maxilla in congenital malformation and trauma. J Maxillofac Surg 1: 3–8

Topazian RG (1964) Etiology of ankylosis of temporomandibular joint: analysis of 44 cases. J Oral Surg Anesth Hops Dent Serv 22: 227–233

Wassmund M (1927) Frakturen und Luxationen des Gesichtsschädels unter Berücksichtigung der Komplikationen des Hirnschädels. Meusser, Berlin

Besonderheiten bei Frakturen im Kindesalter

M. Rasse

J.-E. Hausamen et al. (Hrsg.), *Traumatologie des Mund-, Kiefer-, Gesichtsbereichs*, DOI 10.1007/978-3-642-40571-6_3, © Springer-Verlag Berlin Heidelberg 2014

3.1 Ätiologie und Epidemiologie

Gassner et al. (2004) untersuchten die Epidemiologie von 3385 Fällen von Verletzungen von Kindern unter 10 Jahren. Die Ursachen teilten sich wie folgt auf:

- Spiel: 58,2%
- Sport: 31,8%
- Verkehrsunfälle: 5,0%
- Gewaltakte: 3,9%
- Andere Ursachen: 1,1%

Das Risiko für Frakturen (615 Frakturen bei 389 Patienten) bestand v.a. bei Verkehrsunfällen, 64,5% der Frakturen betrafen das Mittelgesicht, 35,5% den Unterkiefer.

Unabhängig von Frakturen zeigten von allen verletzten Kindern 6,3% schwere assoziierte Verletzungen. Davon waren:

- 80% zerebral
- 11,6% an den Extremitäten
- 7% thorakal und abdominal
- ~1% an der Wirbelsäule

3.2 Anatomische Besonderheiten

Frakturen im Kindesalter nehmen eine Sonderstellung in der Traumatologie des Gesichtsschädels ein. Anatomisch bedingte Unterschiede gegenüber den Erwachsenen spielen bei der Entstehung kindlicher Kieferfrakturen eine wesentliche Rolle. Obwohl etwa 25% aller Patienten mit Verletzungen im Kiefer- und Gesichtsbereich Kinder sind, zeigen kindliche Frakturen nur einen Anteil von 5% sämtlicher Frakturen dieses Bereichs.

In Anbetracht der Tatsache, dass es sich immer um Verletzungen eines wachsenden Organismus handelt, muss den Spätschäden besondere Aufmerksamkeit geschenkt werden (Abschnitt 3.5). Hier sind es v.a. die Wachstumsschäden an Zähnen und an Skelettanteilen, die trotz verbesserter Schienungs- und Osteosyntheseverfahren regelmäßiger Nachkontrollen bedürfen, um rechtzeitig eine korrektive Therapie zu veranlassen. Ein weiterer Unterschied zu den Frakturen Erwachsener besteht im Heilungsverhalten. Kinder bedürfen einer kürzeren intermaxillären Immobilisation. Üblicherweise ist bereits nach 5 Tagen eine beginnende Stabilisierung festzustellen.

3.3 Diagnostische Probleme

Voraussetzung für eine zielgerichtete Therapie ist eine vollständige und sorgfältige Frakturdiagnostik. Kinder sind sowohl klinisch wie auch radiologisch mangels Kooperation wesentlich schwieriger zu untersuchen, eine Palpation ist kaum möglich. Zudem mindert die fehlende Pneumatisation der paranasalen Sinus den Kontrast im Röntgenbild. Nicht selten werden Frakturen wegen ihrer klinischen Beschwerdefreiheit übersehen; diese können jedoch gerade bei Gelenkfortsatzfrakturen später zu schwerwiegenden Wachstumsstörungen führen.

> **Um Frakturen auszuschließen, sollte trotz Schwierigkeiten keinesfalls auf eine radiologische Untersuchung in 2 Ebenen verzichtet werden.**

3.4 Therapeutische Richtlinien

Aufgrund der großen Vulnerabilität der Zahnanlagen und des wachsenden Kieferknochens ist als Therapie der Wahl die konservative nichtinvasive Frakturbehandlung anzustreben. Ebenso wie beim Erwachsenen wird die Fixation der Fragmente in achsengerechter Stellung und in korrekter Okklusion angestrebt. Generell gilt, dass nicht oder nur gering dislozierte Frakturen mit einer Schienentherapie behandelt werden (s. oben), wobei zur Ruhigstellung durch Schienenverbände zum Teil speziell für Kinder entwickelte Drahtbogenkunststoffschienen zur Anwendung kommen. Bei Unterbezahnung kann eine zusätzliche Fixierung mittels einer Drahtumschlingung angezeigt sein. Stark dislozierte Frakturen, die sich nicht zufriedenstellend über die Okklusion reponieren lassen, werden operativ versorgt.

Die Möglichkeiten der Therapie des Zahntraumas im Milch- und Wechselgebiss werden im Kapitel über Traumatologie der Zähne und des Alveolarfortsatzes abgehandelt.

3.4.1 Vorgehen bei kindlichen Unterkieferfrakturen

Der kindliche Unterkieferbruch unterscheidet sich durch die nicht abgeschlossene Dentition und das Kieferwachstum wesentlich von der Unterkieferfraktur des Erwachsenen (Loukota et al. 2010). Es muss bedacht werden, dass die Kiefer während des Zahnwechsels sehr verletzlich sind. Die nahe bei- und übereinander liegenden Zahnkeime schwächen den Kiefer je nach Fortschritt der Dentition und bilden so typische Frakturmöglichkeiten. Die Regionen der Eckzähne, der Kieferwinkel aber auch der Gelenkfortsätze sind besonders gefährdet.

Therapiekonzept der Immobilisierung

Im Entwicklungsstadium des Milchgebisses (Tab. 3.1) ist eine konventionelle Schienentherapie aufgrund der anatomischen Form der Milchzähne manchmal nicht möglich. In diesen Fällen können Okklusalschienen zur Frakturstabilisierung im Unterkiefer Einsatz finden (s. oben). In der Wechselgebissphase erfolgt die Immobilisierung über eine Lingualschiene oder bimaxilläre Kunststoff-Minidrahtbogenschiene, wenn durch die durchgebrochenen Frontzähne und die Sechsjahrmolaren die Okklusion gesichert ist.

Im Stadium der bleibenden Bezahnung kann, wenn die Indikation zur konservativen Versorgung gestellt ist, die Behandlung wie beim Erwachsenen erfolgen. Die Schienenverbände bleiben in der Regel 3–4 Wochen in situ.

Tab. 3.1 Dentitionsstufen

Entwicklungsstadium	Altersgruppen
A Milchgebiss	<6 Jahre
B Wechselgebiss I	6–9 Jahre
C Wechselgebiss II	9–13 Jahre
D Bleibende Bezahnung	>11 Jahre

Therapiekonzept der Osteosynthese

Osteosynthesen werden bei erheblich dislozierten kindlichen Unterkieferfrakturen unter Berücksichtigung des Dentitionsstadiums angewandt. Mit Rücksicht auf die Verletzungsmöglichkeit der Zahnkeime können Drahtnähte oder Mikroplatten eingebracht werden. Der kaudale Rand der Mandibula bietet sich für die Osteosynthese an. Kranial kann gleichzeitig geschient werden. Unter diesen Bedingungen kann auch auf eine intermaxilläre Fixation verzichtet werden. Die Osteosynthese kann aber auch mit einer IMF kombiniert werden. Im Spätstadium des Wechselgebisses II wird eine stabilere Miniplatte eingebracht. Nach abgeschlossenem Zahndurchbruch können funktionsstabile Osteosynthesen wie bei Erwachsenen angewandt werden. Von der operativen Therapie ausgenommen sind die isolierten und kombinierten Frakturen im Collumbereich. Auch resorbierbare Platten werden in Kombination mit Schienungen angewandt und vermeiden die erforderliche Metallentfernung.

Funktionell aktivierendes Therapiekonzept

Gelenkfortsatzfrakturen neigen bei Kindern in besonders hohem Maße zu Ankylosierung, weil die ohnehin schon erhöhte osteogene Potenz der Kiefergelenkregion im Wachstumsalter noch gesteigert ist. Hier gilt das Gebot der Frühmobilisation. So sollte bei Capitulumfrakturen des Patienten keine intermaxilläre Immobilisation, bei mittleren und tiefen Collumfrakturen eine

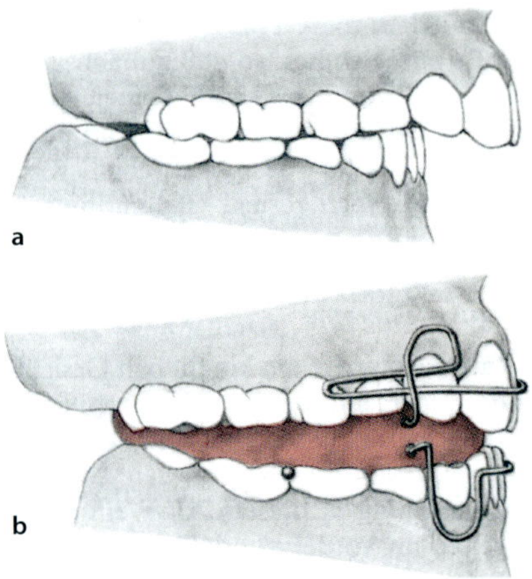

Abb. 3.1a, b Aktivatorbehandlung bei beidseitiger dislozierter Capitulumfraktur. **a** Ausgangssituation mit Rücklage des Unterkiefers. **b** Vorverlagerung des Unterkiefers durch die Aktivatorbehandlung

Ruhigstellung über maximal 14 Tage erfolgen. Entsteht ein frontoffener Biss mit Rücklage der Mandibula, so kann funktionskieferorthopädisch behandelt werden (Abb. 3.1).

3.4.2 Vorgehen bei kindlichen Mittelgesichtsfrakturen

In der Mehrzahl der Fälle bestehen bei jungen Patienten zusätzlich zu den Mittelgesichtsfrakturen weitere Gesichtsschädelfrakturen bzw. es handelt sich um ein Polytrauma. Es gehen diese Frakturen wegen der nötigen Gewalteinwirkung oft mit Schädel-Hirn-Traumen einher, sodass zunächst die vitalen Funktionen und die Therapie einer Hirnverletzung im Vordergrund stehen. Aufgrund der hohen osteogenen Aktivität des kindlichen Knochens kommt es bei verzögertem Behandlungsbeginn rasch zur Fixierung der Fragmente in Fehlstellung.

Operative Eingriffe am kindlichen Gesichtsschädel sind immer mit der Gefahr verbunden, dass das Wachstum gestört und Zahnkeime verletzt werden. Aus diesen Gründen steht bei der Frakturversorgung in diesem Alter ein **konservatives Vorgehen** im Vordergrund. Trotz der möglichen Störung im Gesichtsschädelwachstum sollten aber erheblich dislozierte Mittelgesichts- und Jochbeinfrakturen doch einer **operativen Versorgung** zugeführt werden. Neben Drahtnähten und Drahtaufhängungen werden an den Mittelgesichtspfeilern Mikroplatten zur Stabilisierung eingebracht. Wenn eine Okklusionseinstellung über Drahtschienenverbände im Wechselgebiss nicht zu erzielen ist, soll ebenfalls operativ vorgegangen werden.

3.5 Spätschäden kindlicher Gesichtsfrakturen

Besonders auffallende Wachstumsschäden resultieren nach Capitulum- und Collumfrakturen. Ein verzögertes Längenwachstum des Unterkiefers mit einer reduzierten Entwicklung des unteren Gesichtsdrittels und Ankylosen im Kiefergelenk sind die häufigsten Folgeschäden. Sie gehen in weiterer Folge auch mit einer Unterentwicklung des Mittelgesichts auf der betroffenen Seite einher (schiefe Okklusionsebene). Nach ausgedehnten Mittelgesichtsfrakturen können Spätschäden in Form von Unterentwicklung einer Gesichtshälfte oder der Orbita mit Dysgnathien resultieren. Trotz sachgemäßer Versorgung sind Spätschäden nicht mit Sicherheit auszuschließen. Regelmäßige Kontrolluntersuchungen bis zum 18. Lebensjahr sind eine Voraussetzung für eine rechtzeitig einsetzende kieferorthopädische Behandlung oder die Einleitung orthopädisch-chirurgischer, aber auch zahnerhaltender Maßnahmen.

Literatur

Gassner R, Tuli T, Hächl O, Moreira R, Ulmer H (2004) Craniomaxillofacial trauma in children: a review of 3,385 cases with 6,060 injuries in 10 years. J Oral Maxillofac Surg 62: 399–407

Loukota RA, Neff A, Rasse M (2010) Nomenclature/classification of fractures of the mandibular condylar head. Br J Oral Maxillofac Surg 48: 477–478

Verletzungen der Zähne und des Alveolarfortsatzes

Y. Pohl

J.-E. Hausamen et al. (Hrsg.), *Traumatologie des Mund-, Kiefer-, Gesichtsbereichs*,
DOI 10.1007/978-3-642-40571-6_4, © Springer-Verlag Berlin Heidelberg 2014

4.1 Einleitung

Unfallbedingte Verletzungen der Zähne und der umgebenden oralen Gewebe sind häufig und stellen einen erheblichen Anteil an den Verletzungen des Gesichtsschädels (Tuli et al. 2005). Meist ist die Oberkieferfront betroffen, eine Region mit entscheidender Bedeutung für die Gesichtsästhetik. Das Wiederherstellen von Funktion und Ästhetik nach Zahntrauma ist oft mit Einschränkungen verbunden und verursacht hohe Kosten. Erst- und Frühbehandlung definieren weitgehend das Behandlungsergebnis, ihnen kommt größte Bedeutung zu. Die Verletzungen sind ausgesprochen variabel und komplex. Trotz hoher Prävalenz sind die einzelnen Verletzungstypen nicht so häufig, dass Routine in Diagnostik und Therapie aufgebaut werden könnte. Bei schwerem Trauma werden regelmäßig Dentinkanälchen parodontalseitig eröffnet. Diese neuen Verbindungen zwischen Endodont und Parodont sind unphysiologisch, bei anderen Zahnerkrankungen untypisch und daher wenig geläufig. Dies muss aber bereits in der Frühphase der Behandlung unbedingt berücksichtigt werden, da eine solche Situation zu fulminant voranschreitenden Wurzelresorptionen mit sehr frühen Zahnverlusten führen kann.

Meist sind Kinder und Jugendliche von Zahnverletzungen betroffen. Die spezielle Situation – nicht abgeschlossenes Wachstum, eingeschränkte Compliance, oft Wechselgebiss – erschwert Diagnostik und Behandlung. Die enge Lagebeziehung von Milchzahnwurzeln und in Entwicklung begriffenen, bleibenden Zähnen bedeutet bei Verletzungen im Milchgebiss häufig eine Schädigung von Zähnen der bleibenden Dentition. Unfallbedingte Zahnankylosen verursachen eine Wachstumshemmung des Alveolarfortsatzes mit der Folge kaum ausgleichbarer vertikaler Gewebsdefizite. Über die Akutsituation hinaus müssen also in der Unfallsituation bereits mögliche Folgekomplikationen in der Therapieplanung berücksichtigt werden.

4.1.1 Prävalenz und Ätiologie

Höchste Inzidenzen von Zahnverletzungen im Milchgebiss werden bei den Ein- bis Zweijährigen erfasst. Stürze beim Laufen lernen, oft gegen Möbelkanten oder andere Hindernisse, resultieren bei noch sehr nachgiebigem Alveolarknochen vornehmlich in Dislokationsverletzungen. Kronen- und Wurzelfrakturen werden dagegen seltener beobachtet. Bis zur Einschulung hat etwa ein Drittel aller Kinder nachweisbar Milchzahnverletzungen erlitten (Glendor 2008). Misshandlungen müssen als mögliche Verletzungsursache bedacht werden.

Die Prävalenzraten für Verletzungen an bleibenden Zähnen erreichen bis zum 18. Lebensjahr 25–30% (Glendor 2008). Der Häufigkeitsgipfel liegt im Alter von 9–12 Jahren, also vor dem Wachstumsschub. Die alterstypisch hohe körperliche Aktivität ist Hauptursache. Jungen erleiden 1,5- bis 2-mal häufiger Zahnverletzungen als Mädchen.

Typisch sind Zusammenstöße und Stürze auf dem Schulhof und beim Schulsport, im privaten Bereich oft Stürze mit dem Fahrrad oder mit anderem Freizeitgerät. Beachtenswert sind hohe Verletzungsraten in Schwimm- und v.a. Freizeitbädern, insbesondere an Rutschen.

Ab dem Jugendalter treten Verletzungen durch Verkehrsunfälle, beim Sport und auch durch körperliche Gewalt in den Vordergrund. Mit längeren Wurzeln und ausreifendem Alveolarknochen werden Dislokationen seltener, der Anteil der Frakturen steigt.

4.1.2 Heilung nach Zahntrauma

Nach schweren Zahntraumata sind Pulpanekrosen durch Quetschungen und Rupturen am Foramen apicale häufig. Das Pulpagewebe ist etwa 0,5–1 mm dehnbar, dann zerreißt es. Unter bestimmten Voraussetzungen – weit offenes Foramen apicale, nicht zu große Wurzellänge, nicht zu

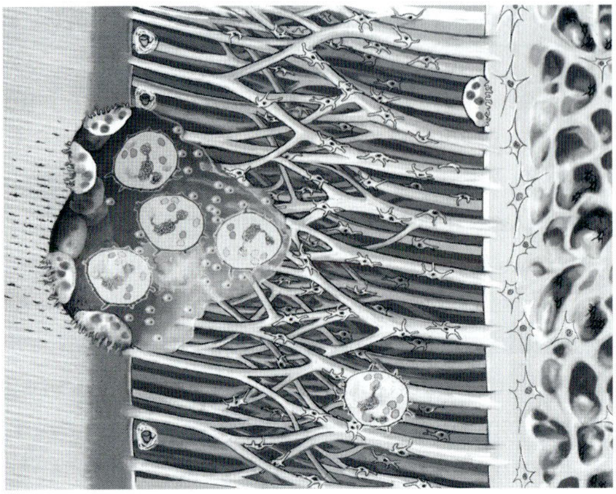

Abb. 4.1 Infektionsbedingte Resorption. Parodontalseitig frei endende Dentinkanälchen nach Verlust der »Schutzschicht« Zahnzement. Mikroorganismen im Wurzelkanalsystem unterhalten die fulminanten Resorptionen

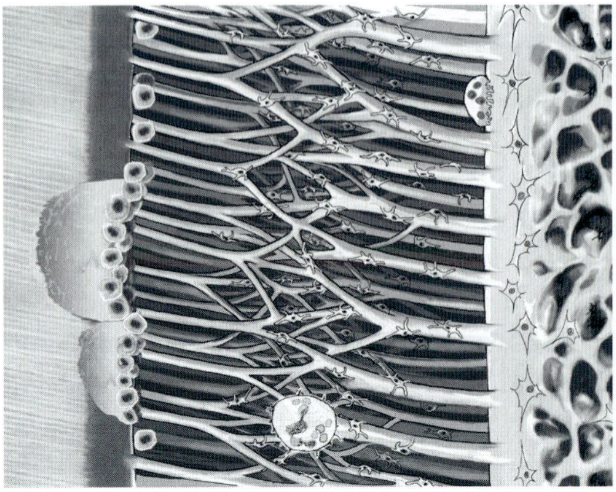

Abb. 4.2 Funktionelle Heilung nach Oberflächenresorption. Die Resorptionslakunen sind mit neuem Zement ausgekleidet, die parodontalen Fasern regeneriert. Abwesenheit von Mikroorganismen ist Voraussetzung

große Gewebszerstörung und nicht vorhandene Infektionen – können die Wurzelkanäle revaskularisiert, später auch reinnerviert werden. Die topische Applikation von Antibiotika erhöht die Chance auf vollständige Revaskularisation. Fast immer kommt es bei Revaskularisation zur Obliteration der Wurzelkanäle. Eine Revaskularisation wurzelreifer Zähne ist ausgeschlossen.

Einsproßende Gefäße erreichen die Zahnkrone frühestens 4–6 Wochen nach Plantation, regenerierende Nerven brauchen wesentlich länger. Solange muss mit fehlender sensibler Reaktion gerechnet werden. Sicheres Zeichen für (neu gewonnene) Vitalität ist die Obliteration der Wurzelkanäle, die mehrere Wochen nach Trauma radiologisch erkennbar wird. Ursächlich für Obliterationen soll auch ein traumabedingter Ausfall von Regelsystemen sein, die beim gesunden Zahn die Dentinneubildung begrenzen. Histologisch stellt sich die Obliteration als Narbengewebe dar und umfasst in wechselnden Anteilen irreguläres Dentin, Wurzelzement und Knochen. Dieses Ersatzgewebe ist funktionell minderwertig, eine adäquate Antwort auf typische Reize ist nicht mehr gegeben: Karies, Präparationen bis in das Dentin und Bleichen der Zähne lösen gehäuft Nekrosen aus.

Prognose und Erhalt verletzter Zähne sind v.a. durch die Heilung im Parodont definiert. Diese wird grundlegend bestimmt vom Umfang der Schäden im Zahnhaltegewebe, steht aber bei schweren Zahntraumata unter maßgeblichem Einfluss des Endodonts: Sind durch das Trauma oder durch externe Wurzelresorptionen Dentinkanälchen parodontalseitig eröffnet, lösen im Endodont lokalisierte Mikroorganismen bzw. deren Toxine die fulminant ablaufende **infektionsbedingte Resorption** (IR) aus (Andreasen et al. 2007) (Abb. 4.1). Die infektionsbedingte Resorption ist histologisch ab 1 Woche, radiologisch erst ab 3 Wochen nach Plantation nachweisbar. Sie führt sehr schnell zu Zahnverlust.

Cave

Im Endodont etablierte Infektionen lassen sich oft nicht erfolgreich eliminieren. Bei absehbar hohem Risiko von Pulpanekrose und gleichzeitiger schwerer Schädigung im Parodont empfehlen sich dringend präventive, am besten sofortige oder zumindest frühzeitige Wurzelkanalbehandlungen.

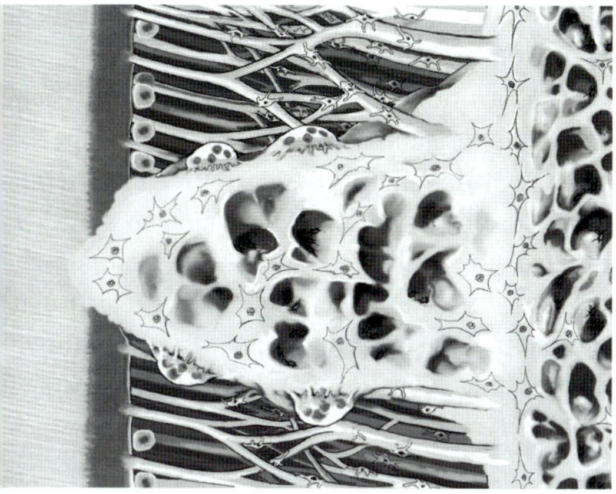

Abb. 4.3 Ersatzresorption und Ankylose. Regenerierender Knochen in Kontakt zu Zement und Dentin. Abwesenheit von Mikroorganismen ist Voraussetzung

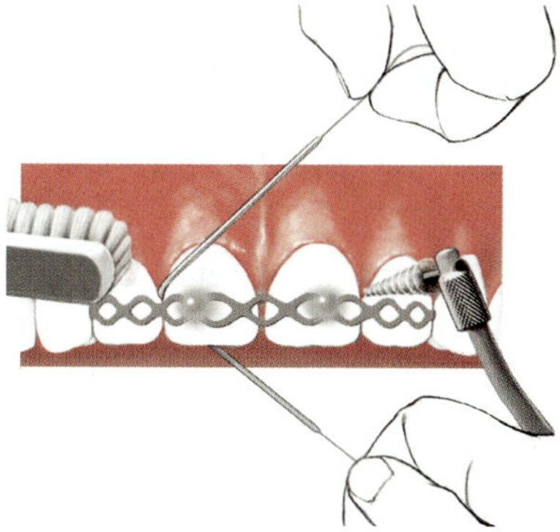

Abb. 4.4 Schienung nach Trauma. Flexible Schiene zur Stabilisierung replantierter mittlerer Inzisivi, an jeweils einem nicht traumatisierten Nachbarzahn fixiert. Die gingivaferne Applikation gestattet die v.a. in der Zahnhalsregion notwendige Hygiene der verletzten Zähne mit speziellen Zahnseiden und Zahnbürsten

Ohne Infektion im Endodont bedingt der Umfang der Schäden im Parodont die Heilung. Regeneration und Oberflächenresorption resultieren in einem funktionsgerecht reetablierten Parodont (Abb. 4.2), so genannter **funktioneller Heilung** (FH) mit sehr guter Prognose (Pohl 2008). Sind größere Areale geschädigt, gewinnt regenerierender Knochen Kontakt zur Wurzeloberfläche (Abb. 4.3); die Wurzel wird nach und nach durch Knochen ersetzt (Ankylose/Ersatzresorption, ER) (Andreasen et al. 2007).

Ankylosen werden erst verzögert radiologisch erkennbar, in der Diagnostik stehen klinische Befunde (Zahn unbeweglich, heller Klopfschall) im Vordergrund. Die Progression der Ersatzresorption ist bei Erwachsenen langsam, die betroffenen Zähne können durchaus über Jahrzehnte erhalten werden. Bei Kindern und Jugendlichen sistiert das alveoläre Wachstum, vertikale Knochendefizite entstehen. Eingetretene oder zu erwartende Infrapositionen der Zähne von mehr als 0,5–1 mm erfordern Folgebehandlungen (Dekoronation, Entfernung und nachfolgend kieferorthopädischer Lückenschluss oder Transplantation von Milcheckzähnen oder Prämolaren).

4.1.3 Schienung nach Zahntrauma

Schienen nach Zahntrauma sichern das Repositionsergebnis und erlauben schmerzfreie Funktion und Pflege. Sie müssen gingivafern (Hygiene!) angebracht werden und dürfen die Zähne nicht in Zwangspositionen führen. Die verletzten Zähne sowie je ein benachbarter, parodontal unverletzter Zahn werden in die Schiene einbezogen. Müssen zusätzlich größere Lücken von mehr als einer Zahnbreite überbrückt werden, sollten je zwei nicht verletzte Nachbarzähne als »Anker« genutzt werden. Bewährt sind flexible Titanschienen (Titan-Trauma-Splint: TTS, Medartis, Basel, Schweiz) (Abb. 4.4) und Drahtbogen-Kunststoffschienen, die nach kleinflächigem Anätzen des Schmelzes mit fließfähigen Kompositen fixiert werden. Farblich vom Zahn differierende Kunststoffe sind einfacher und risikoärmer entfernbar. Rigidität der Schiene und Tragedauer variieren in Abhängigkeit von Traumatyp und Heilungsfortschritt. Bei isolierten Zahnverletzungen werden ausschließlich flexible Schienen für kurze Zeit appliziert; Ausnahmen betreffen Zähne mit Wurzelfrakturen. Sind die knöchernen Alveolen mitverletzt, verlängert sich die Schienungszeit (Tab. 4.1).

Tab. 4.1 Schienungstyp und Schienungsdauer bei dento-alveolären Verletzungen (die Schienungsdauer wird bei mitverletztem Alveolenknochen um 1–2 Wochen verlängert)

Verletzung	Rigidität	Dauer
Konkussion	Flexibel	2–4 Wochen
Lockerung	Flexibel	2–4 Wochen
Extrusive Dislokation	Flexibel	2 Wochen
Laterale Dislokation	Flexibel	2 Wochen
Intrusive Dislokation	Flexibel	2 Wochen
Avulsion	Flexibel	2 Wochen
Wurzelfraktur	Flexibel/ rigide	4–8 Wochen
Alveolarfortsatzfraktur	Flexibel/ rigide	4 Wochen
Milchzahnverletzungen	Flexibel	1–3 Wochen

Höhere Rigidität wird durch Überschichten der Basisschiene mit zahnmedizinischen Kunststoffen erreicht. Komposite sind ausgesprochen starr, sie brechen daher häufig. Es empfehlen sich etwas flexiblere Materialien, wie sie z.B. für Temporärkronen verwendet werden. Rigide Schienen unterbinden Funktionsreize im Desmodont, Zahnankylosen werden häufiger beobachtet. Sie haben ihre Indikation ausschließlich bei Wurzel- und Alveolarfortsatzfrakturen.

Milchzähne werden über die doppelt lange Zeit geätzt, und es sollten grundsätzlich je zwei unverletzte Zähne rechts und links einbezogen werden.

Nur selten ist das Anbringen genannter Schienen nicht möglich. Alternativen haben Nachteile. Tiefziehschienen z.B. beeinträchtigen die Okklusion, setzen ein Abformen der verletzten Gewebe voraus, sind nicht sofort verfügbar und verursachen höhere Kosten. Die Schiene wird von den Patienten aus Angst um die Zähne oft nicht für die notwendige Pflege entfernt, ohne Schiene sind die gelockerten Zähne zudem bei der Pflege schmerzhaft. Die korrekte Zahnposition kann nicht immer sicher erreicht werden. Zervikale Drahtumschlingungen führen die Zähne in Zwangspositionen und verursachen zusätzliche Quetschungstraumata im verletzten Gewebe. Sie schädigen das marginale Parodont und behindern die notwendige Hygiene. Folgen sind vermehrte Resorptionen und/oder dramatische Knochenverluste. Schienungen, z.B. Kieferbruchschienen, Ernst-Ligaturen, sind bei alleinigen Verletzungen von Zähnen, aber auch bei lediglich lokal mitverletztem Knochen nicht indiziert.

4.1.4 Wurzelkanalbehandlung

Grundlagen

Nach schwerem Zahntrauma sind Pulpanekrosen häufig. Mit baldiger Infektion der nekrotischen Pulpagewebe muss gerechnet werden. Die Mikroorganismen im Endodont unterhalten am traumatisierten Zahn nicht nur apikale Parodontitiden, sondern auch infektionsbedingte Resorptionen, wenn Dentinkanälchen parodontalseitig eröffnet sind. Grundlage erfolgreicher Behandlung ist zunächst, dass sich keine Mikroorganismen in Wurzelkanal und Dentinkanälchen befinden. Dies kann nur durch prophylaktische Wurzelkanalbehandlungen sichergestellt werden. Wurzelkanalpräparation und -füllung müssen höchsten Anforderungen genügen und den Wurzelkanal vollständig erfassen, von der Schmelz-Zement-Grenze bis zum Apex.

Zumindest bestimmte Mikroorganismen lassen sich durch die Desinfektionsbemühungen bei der Wurzelkanalbehandlung nicht eliminieren. Infektionsbedingte Resorptionen sind bei verzögerter Wurzelkanalbehandlung häufiger und können auch durch Revisionsbehandlungen oft nicht aufgehalten werden. Zahnverluste werden entsprechend frühzeitig, bereits 6 Wochen nach Replantation, beobachtet.

Bei rundem bis ovalem Wurzelquerschnitt (obere Inzisivi, Eckzähne) eignet sich das extraorale, retrograde Inserieren von Titanstiften. Bei ungünstiger Wurzelgeometrie sollte die Wurzelkanalbehandlung mit konventioneller Methodik umgehend nach Replantation erfolgen, wenn Vitalität im Restdesmodont zu vermuten ist. Zähne mit avitalem Desmodont werden grundsätzlich vor Replantation wurzelgefüllt.

Das sofortige Füllen des Wurzelkanals verhindert sicher jegliche Infektion im Endodont und damit infektionsbedingte Komplikationen. Die Methode der retrograden Stiftinsertion ist schnell, effizient und belastet die Patienten nicht. Mehrere Behandlungstermine und Röntgenaufnahmen können eingespart werden.

Eine extraorale Wurzelkanalbehandlung mit üblichem Instrumentarium (orthograd oder retrograd) kann ein vollständiges Präparieren und Füllen des Wurzelkanals bei Zähnen mit Vitalität im Restdesmodont nicht sicherstellen, da die Wurzelkanalwände bei der Präparation und Reinigung mechanisch nicht vollständig erfasst werden können und die chemische Unterstützung mit aggressiven Spülsubstanzen wegen der Gefährdung des exponierten Parodonts ausscheidet.

Sofortige, extraorale, retrograde Insertion von Titanstiften

Bei Zähnen mit rundem oder ovalem Kanalquerschnitt können Titanstifte (RetroPost, www.traumadent.de) von retrograd in den Wurzelkanal inseriert werden. Die Methode eignet sich für Zähne mit vitalem und mit devitalem Desmodont (Pohl 2008).

Die Krone des avulsierten oder extrahierten Zahns wird möglichst mit einer Zange mit diamantierten Branchen gehalten. Die Wurzelspitze wird unter exzessiver Kühlung mit isotoner Kochsalzlösung mit einer Trennscheibe abgesetzt (◘ Abb. 4.5), dann der Wurzelkanal von retrograd mit Normbohrern aufsteigenden Durchmessers (◘ Abb. 4.6) so weitlumig präpariert, dass der sich nach koronal aufweitende Wurzelkanal auch im Zahnhalsbereich vollständig erfasst ist (◘ Abb. 4.7). Ein Titanstift entsprechenden Durchmessers wird mit einer Trennscheibe gekürzt und mit handelsüblichem Sealer im Wurzelkanal fixiert. Die Stiftlänge ist so zu wählen, dass das Replantat in etwa reguläre Wurzellänge erreicht. Eine Überextension im Sinne klassischer transdentaler Fixation ist unphysiologisch. Die Wurzeloberfläche wird während der ganzen Behandlung mit isotoner Kochsalzlösung gekühlt bzw. mit Nährmedium feucht gehalten, das mit dicken, sterilisierten Papierspitzen aufgenommen und appliziert werden kann.

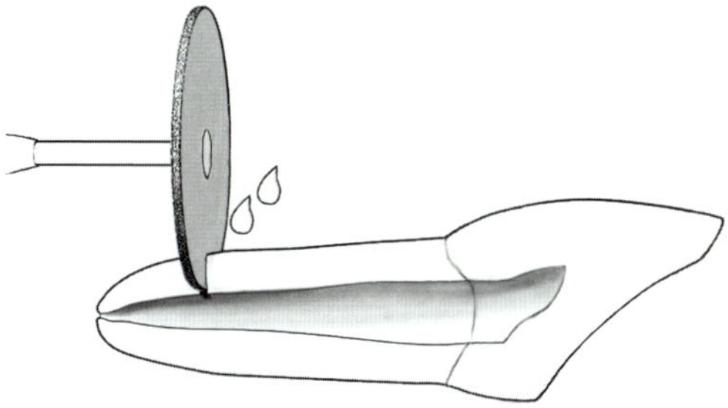

◘ **Abb. 4.5** Retrograde Stiftinsertion. Mit dem Absetzen der Wurzelspitze werden die apikalen Ramifikationen entfernt. Auf intensive Kühlung des Zahns und der Trennscheibe ist zu achten

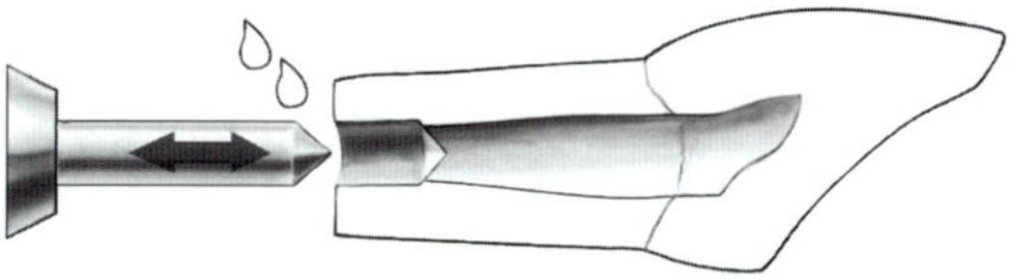

◘ **Abb. 4.6** Retrograde Stiftinsertion. Beginn der Wurzelkanalpräparation mit dem dünnsten Bohrer. Intermittierendes Bohren (Lastphase ca. 1 s) mit jeweils vollständigem Herausziehen des Bohrers und Kühlmittelzutritt an die Bohrerspitze sind wesentlich zur Vermeidung thermischer Schäden

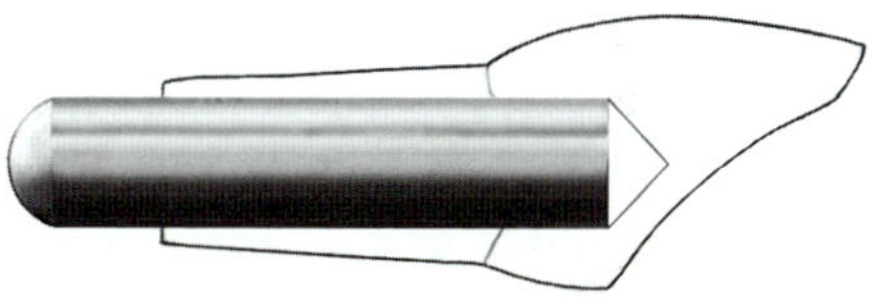

◘ **Abb. 4.7** Retrograde Stiftinsertion. Zustand nach Insertion eines Titanstifts in den Wurzelkanal. Der Wurzelkanal ist auch auf Zahnhalsniveau vollständig erfasst

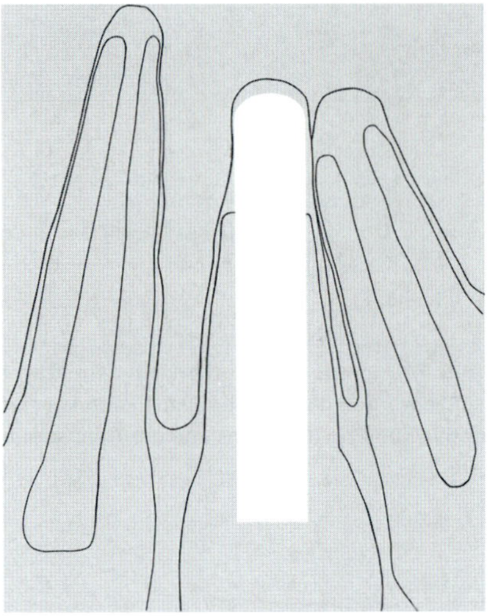

Abb. 4.8 Titanstiftinsertion. Die Länge von verbliebener Wurzel und inseriertem Titanstift sollte diejenige des natürlichen Zahns nicht überschreiten. Der Stiftüberstand wird bindegewebig eingeschieden und behindert weder die Vertikalentwicklung noch kieferorthopädische Zahnbewegungen

Hauptaufgabe der Behandlung ist das sichere Vermeiden einer Kontamination im Endodont.

Ein Stiftüberstand führt zu einer Apikalverlagerung des Drehpunkts und so zu einer Stabilisierung. Wegen fehlender Primärstabilität, sofortiger Auslenkung bei funktioneller Belastung und nicht speziell oberflächenbehandelten Materials ist eine Osseointegration ausgeschlossen, es kommt zu einer bindegewebigen Einscheidung. Wenn ein Stiftüberstand nicht gewünscht ist, können die Titanstifte vor Insertion bis auf die Länge der resezierten autologen Wurzel gekürzt werden.

Sofortige orthograde Wurzelfüllung bei nekrotischem Parodont

Bestehen keine Aussichten auf funktionsgerechte Heilung nach Plantation (Tab. 4.2), sollte eine Kontamination im Endodont durch eine sofortige orthograde, konventionelle Wurzelkanalbehandlung verhindert werden, wenn keine retrograde Stiftinsertion erfolgt. Dazu wird der Zahn extraoral z.B. mit Zangen festgehalten. Eine ausreichend dimensionierte, palatinale Trepanationskavität erlaubt die Säuberung des Pulpakavums und eine ungehinderte chemo-mechanische Präparation des Wurzelkanals. Mit Wurzelkanalinstrumenten und Spüllösungen (v.a. Natriumhypochlorit) müssen sämtliche Pulpagewebsreste über die ganze Wurzellänge entfernt werden. Mit entsprechenden Fülltechniken (verschiedene Kondensationstechniken, thermoplastische Verfahren) wird der Wurzelkanal dicht gefüllt. Auf Höhe der Schmelz-Zement-Grenze wird eine Unterfüllung mit Zement oder auch Komposit appliziert, bevor eine dichte Füllung (Säure-Ätz-Technik, Komposit) die Trepanationskavität verschließt.

Verzögerte orthograde Wurzelkanalbehandlung bei vitalem Parodont

Wird keine extraorale Wurzelkanalfüllung durchgeführt, besteht die Gefahr der schnellen mikrobiellen Kontamination von Wurzelkanal und Dentin. Daher wird derzeit der bisher empfohlene Behandlungsbeginn 7–10 Tage nach Plantation zugunsten einer frühzeitigeren Behandlung innerhalb der ersten 2–4 Tage nach Plantation verlassen. Es werden zunächst kortikoid- und tetrazyklinhaltige Pasten (z.B. Ledermix, Riemser, Greifswald) in den Wurzelkanal eingebracht. Sie sollen bei parodontalseitig eröffneten Dentinkanälchen zur Reduktion der Entzündungsantwort (Kortikoid) sowie zur Reduktion der Osteoklastenaktivität (Tetrazyklin) und damit zur besseren Prognose parodontaler Heilung führen. Vor Plantation sollte dem Lagermedium ein Antibiotikum zugesetzt werden, um die Kontaminationsgefahr möglichst zu reduzieren, bis mit der Wurzelkanalbehandlung begonnen werden kann. Wegen ihrer zusätzlich antiresorptiven Eigenschaften empfehlen sich Tetrazyklinderivate.

Tab. 4.2 Behandlungsstrategie für avulsierte Zähne in Abhängigkeit von Wurzelreife, Wurzelanatomie und Rettungsbedingungen

Trocken	Feucht (kein Nährmedium)	Feucht (Nährmedium)	Rettung		Unreife Wurzelbildung		Reife Wurzelbildung	
					Wurzelquerschnitt		Wurzelquerschnitt	
					Rund/oval	Nicht rund/oval	Rund/oval	Nicht rund/oval
Bis zu 5–10 min		Bis zu 24–48 h	Optimal	Endodont	WKB sofort/ Revask.	WKB früh/ Revask.	WKB sofort	WKB früh
				Parodont	ART?	ART?	ART?	ART?
Bis zu 30–60 min	Bis zu 120–180 min	Bis zu 24–48 h	Unphysiologisch (zeitlich begrenzt)	Endodont	WKB sofort	WKB früh	WKB sofort	WKB früh
				Parodont	ART	ART	ART	ART
Länger als 30–60 min	Länger als 120–180 min	Irrelevant	Unphysiologisch	Endodont	WKB sofort	WKB sofort	WKB sofort	WKB sofort
				Parodont	Fluorid/ SMD	Fluorid/ SMD	Fluorid/ SMD	Fluorid/ SMD

ART: Antiresorptiv-antiinflammatorisch-regenerationsfördernde Therapie
WKB: Wurzelkanalbehandlung; sofort: extraorale Stiftinsertion; früh: konventionell orthograd, 2–4 Tage nach Replantation, vor Plantation topische Antibiotika
SMD: Schmelzmatrixderivativ

4.1.5 Behandlung des Parodonts

Avitales Desmodont – resorptionshemmende Therapie

Nekrotische Gewebe sind ein potenter Resorptionsstimulus. Muss aufgrund der Rettungsbedingungen mit einer Ankylosierung gerechnet werden (Tab. 4.2), und soll der Zahn replantiert werden, sind alle Weichgewebsreste von der Wurzeloberfläche zu entfernen, um die Progression von Resorptionen zu minimieren. Ein zusätzlicher Resorptionsschutz wird durch Applikation von Fluorid oder Schmelzmatrixproteinen (z.B. Emdogain, Straumann, Freiburg) erwartet. Voraussetzung ist das sichere Verhindern einer Infektion im Endodont.

Nekrotische Gewebe werden mit einem Scaler, Feinkorndiamanten und Natriumhypochlorit (3–5%) entfernt. Fluorid 2,4%, pH 5,5 wird für 5 min auf die Wurzeloberfläche aufgetragen und mit reichlich isotoner NaCl-Lösung abgespült. Sollen stattdessen Schmelzmatrixproteine eingesetzt werden, erfolgt nach Entfernen der nekrotischen Gewebe eine Konditionierung der Wurzeloberfläche mit Säuren oder EDTA (z.B. PrefGel, Straumann, Freiburg; Einwirkzeit 2 min).

Vitales Desmodont – antiresorptiv-antiinflammatorisch-regenerationsfördernde Therapie

Ist von einer stärkeren Schädigung des Desmodonts auszugehen, besteht aber dennoch Hoffnung auf das Reetablieren eines funktionsgerechten Parodonts (▣ Tab. 4.2), sollen spezielle Verfahren und Substanzen den Wiederaufbau verletzter Gewebe unterstützen.

Durch Gewebsuntergang im geschädigten Desmodont werden toxische Substanzen frei, die zu weiteren Schäden führen und die nach Replantation einsetzende Entzündungsreaktion verstärken. Diese ist nicht auf Herstellen der originären Funktion, sondern auf sicheres Ausschalten von Noxen ausgerichtet, meist übermäßig und dann gleichfalls schädigend. Statt »so schnell wie möglich« zu replantieren, sollte die Heilung durch spezielle Behandlung (Antiresorptiv-antiinflammatorisch-regenerationsfördernde Therapie [ART]) unterstützt werden. Intensives Spülen der Wurzeloberfläche und Lagern im Nährmedium schwemmen toxische Zellzerfallsprodukte und Bakterien aus und ermöglichen ein »Rekonditionieren« geschädigter Gewebe. Topisch applizierte Glukokortikoide vermindern die Entzündungsreaktion, topisch und systemisch applizierte Tetrazyklinderivate reduzieren die Aktivität resorbierender Klasten. Die parodontale Regeneration scheint von der Anwendung von Schmelzmatrixderivaten zu profitieren. Ausspülen des Koagulums aus der Alveole und eine flexible Schiene, die Funktionsreize im Parodont erlaubt, sind weitere wichtige Faktoren.

Vor Plantation sollen die Zähne mindestens 30 min im Zellnährmedium rekonditioniert werden. Während dieser Zeit kann bereits eine retrograde Stiftinsertion begonnen werden. Regelmäßiges Schwenken der Zähne im Medium verhindert Diffusionsgrenzschichten. Dem Medium werden Glukokortikoid (40 µg/ml Medium, Einwirkdauer 10–20 min) und Tetrazyklin (1 mg/18 ml Medium, Einwirkdauer 5 min, Rezepturarznei) zugesetzt. Seit kurzem werden die beiden Substanzen fertig hergestellt von einer Apotheke angeboten (www.medcem.ch). In Abhängigkeit vom Körpergewicht wird Doxyzyklin als orales Antibiotikum rezeptiert (Pohl 2008). Die Anwendung von Tetrazyklinen geschieht wegen ihrer antiresorptiven Wirkung. Ihre antibiotische Wirkung ist durch Resistenzen beeinträchtigt, sodass bei Bedarf zusätzlich antibiotisch wirksamere Präparate zu verordnen sind.

4.2 Diagnostik

Eine exakte Anamnese über den Unfallhergang ist nicht nur aus medizinischen, sondern auch aus versicherungsrechtlichen Gründen zwingend notwendig. Die Prognose avulsierter Zähne ist unmittelbar abhängig von der Dauer und dem Lagermedium während der extraalveolären Phase. Exaktes Erfassen und Dokumentieren, möglichst anhand von gut strukturierten Dokumentationsbögen, und die Information nach- bzw. mitbehandelnder Kollegen sind notwendig für adäquate Entscheidungen über Behandlungsstrategie und -methodik.

Avulsierte Zähne werden sofort bei Eintreffen des Patienten in ein **zellkompatibles Medium** eingegeben, wie es z.B. in den Zahnrettungsboxen einfach verfügbar ist. Danach ist ausreichend Zeit für das Erfassen von Anamnese und Befunden.

Extra- und periorale Inspektion und Palpation erfassen Kontinuitätsunterbrechungen an den Knochen. Es bestehen häufig Platz-, Riss-Quetsch- und Schürfwunden. Die Wunden können immer auch Fremdköper enthalten. Sind insbesondere frakturierte Zahnkronenfragmente nicht vollständig beigebracht worden, müssen begleitende Lippenverletzungen unbedingt radiologisch auf eingedrungene Fremdmaterialien untersucht werden. Zahnfilme werden zwischen Lippe und Zahnreihe eingebracht, die Belichtungszeit beträgt ein Viertel derjenigen für Frontzähne. Die Fremdkörper sind auch auf Fernröntgenseitenbildern/seitlichen Schädelaufnahmen darstellbar.

Die intraorale Untersuchung umfasst nicht nur offensichtlich verletzte Zähne. Bei entspre-

Tab. 4.3 Diagnostik, Prognose und Behandlungsstrategie nach Dislokationsverletzungen

Verletzung	Wurzelbildung	Befunde		Prognose		Strategie	
		Mobilität	Schall	Endodont	Parodont	Endodont	Parodont
Konkussion	Unreif	X	X	+++	+++	Monitoring	X
	Reif	X	X	+++	+++		
Lockerung	Unreif	+	X	+++	+++	Monitoring	X
	Reif	+	X	++	+++		
Dislokation extrusiv	Unreif	+	X	+++/––	+++	Monitoring/(WKB)	X
	Reif	+	X	–/–––	+++	Monitoring/(WKB)	
Dislokation lateral	Unreif	–/+	X	+++/–––	+++	Monitoring/(WKB)	X
	Reif	–/+	X	–/––	+++	WKB	
Dislokation intrusiv	Unreif	– (+)	+ (X)	–/–––	–	Monitoring/WKB sofort	X/ART
	Reif	– (+)	+ (X)	––	––	WKB sofort	ART
Avulsion	Unreif			–/–––	+++/–––	Monitoring/WKB sofort	X/ART
	Reif			––	+++/–––	WKB sofort	ART

Befunde: X normal, + erhöht, – vermindert, seltene Befunde in Klammern; Prognose: +++ sehr gut bis ––– sehr schlecht; mit Schrägstrich: Bandbreite; Strategie: X keine; WKB: Wurzelkanalbehandlung, ART: Antiresorptiv-antiinflammatorisch-regenerationsfördernde Therapie

chenden Traumata ist z.B. mit Kronenfrakturen auch im Molarenbereich zu rechnen. Für eine exakte Untersuchung müssen ggf. zunächst Blutungen gestillt bzw. die Region von Verschmutzungen und Blutungsresten gesäubert werden.

Die Inspektion erfasst Zahnkronenfrakturen und unübliche Zahnstellungen sowie Verletzungen an den oralen Weichgeweben. Die Okklusion wird überprüft. Über die Palpation werden z.B. Verlagerungen von Zahnwurzelspitzen in das Vestibulum sowie die Beweglichkeit der Zähne erfasst. Die Perkussion gibt über den Schall Hinweise auf in Zwangsposition verkeilte Zähne. Schmerzen bei der Perkussion zeigen v.a. Traumata im Parodont an. Mit Kälte oder Strom wird die Sensibilität der Zähne geprüft als Hinweis auf die Vitalität des Endodonts (Tab. 4.3).

Die Aussagekraft der Sensibilitätstests ist nach Trauma sehr eingeschränkt. Einerseits sind fehlende Reaktionen meist tatsächlich mit Pulpanekrosen korreliert und somit relevant für die Therapie und Prognose, andererseits sind Sensibilitätsausfälle bei erhaltener Pulpavitalität möglich. Dazu ist altersabhängig gehäuft mit Fehlangaben zu rechnen. (Verdachts-)Diagnose und Therapieentscheidung müssen deshalb auch immer die Wahrscheinlichkeiten von Vitalitätserhalt bzw. Nekrose berücksichtigen, die v.a. vom Traumatyp abhängig sind (Tab. 4.3).

Für das radiologische Screening der kompletten Kieferregion sind möglichst Orthopantomogramme anzufertigen. Sie werden ergänzt durch scharf zeichnende Intraoralaufnahmen der als verletzt erkannten Regionen. Mit exzen-

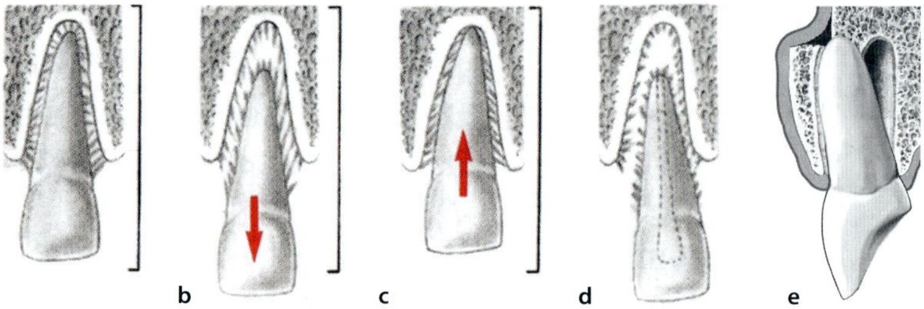

Abb. 4.9a–e Dislokationsverletzungen der Zähne. **a** Konkussion und Lockerung. **b** Extrusion. **c** Intrusion. **d** Avulsion. **e** Laterale Dislokation mit Fraktur der Alveolenwand

trischen Zahnfilmaufnahmen oder Aufbissaufnahmen sind zusätzliche Ebenen darstellbar. In speziellen Situationen können Schädel- oder Schnittbildaufnahmen indiziert sein.

4.3 Dislokationsverletzungen bleibender Zähne

Zahnverletzungen werden meist in Dislokation und Fraktur unterschieden. Gleichzeitiges Auftreten an einem Zahn bedeutet eine deutliche Beeinträchtigung der Prognose.

Dislokationsverletzungen (früher: Luxationsverletzungen) gehen mit Schäden am Parodont und oft auch an der Pulpa einher. Die Schäden sind vornehmlich abhängig von Verletzungstyp und Ausmaß der Verlagerung. Begleitende Kronenfrakturen mit Dentin- oder Pulpaverletzung ermöglichen eine schnelle Kontamination des Pulpagewebes. Ist dieses z.B. durch Ischämie nicht vollumfänglich abwehrbereit, ist eine Pulpanekrose sehr wahrscheinlich.

4.3.1 Klassifikation

Je nach Ausmaß der Verletzung und Verlagerungsrichtung werden Konkussion, Lockerung, Dislokationen nach zentral (Intrusion), peripher (Extrusion) und lateral unterschieden (Abb. 4.9). Das vollständige Ausschlagen eines Zahns wird als Avulsion bezeichnet (Tab. 4.3).

4.3.2 Indikation und Zielsetzung

Grundsätzlich ist der Erhalt der eigenen Zähne anzustreben. Auch schwer verletzte Zähne können funktionsgerecht einheilen und haben oft eine sehr gute Langzeitprognose. Kommt es zur Ankylose, können die Zähne bei Erwachsenen trotzdem über Jahre und Jahrzehnte erhalten bleiben. Voraussetzung ist das Vermeiden von Infektionen im Endodont, die zu schnellem Zahnverlust und zum Verlust umgebender Gewebe führen.

> **Bei hoher Wahrscheinlichkeit einer Pulpanekrose ist die rechtzeitige, am besten sofortige, prophylaktische Wurzelkanalbehandlung von höchster Bedeutung.**

Zahnankylose im Wachstum bedeutet lokale Wachstumshemmung am Alveolarfortsatz und vertikale Knochendefizite. Diese sind sehr schwierig und aufwendig auszugleichen, wenn nach Abschluss des Wachstums definitiver Zahnersatz eingegliedert werden soll. Wird ein absehbar ankylosierender Zahn nicht replantiert, ist die Vertikalentwicklung günstiger. Der eintretende Breitenverlust am Alveolarfortsatz ist operationstechnisch einfacher zu behandeln. Trotzdem werden grundsätzlich auch Zähne replantiert, die vorhersagbar ankylosieren werden. Die Replantation ermöglicht eine sofortige, aber zeitlich begrenzte funktionelle und ästhetische Rehabilitation. Über Folgebehandlungen kann in Ruhe entschieden werden. Die Breite des knöchernen Alveolarfortsatzes und Volumen und Struktur der Gingiva werden erhalten, bis z.B. Prämolaren ein optimales Wurzelbildungsstadium für eine Transplantation erreicht haben oder die Vorbereitungen für kieferorthopädischen Lückenschluss erfolgt sind. Nach Dekoronation erhält die belassene Wurzel die Breite des Alveolarfortsatzes, ohne das Vertikalwachstum zu hemmen: Sie wird regelmäßig von Knochen vertikal überwachsen. Als Alternative zu dieser präprothetischen Therapie können Kallusdistraktionen im Bereich ankylosierter Zähne das vertikale Knochenniveau verbessern. Allerdings wird mit der Replantation sicher ankylosierender Zähne ein Zweiteingriff bereits vorgegeben. Die Replantation erfolgt nicht, wenn eine Alternativbehandlung – Transplantation von Prämolaren und Milcheckzähnen oder kieferorthopädischer Lückenschluss – sofort zur Verfügung steht und auch kurzfristig umgesetzt werden kann.

Ausgeprägte Dislokationsverletzungen bedeuten unbehandelt oder bei zu spätem Behandlungsbeginn oft den Verlust der betroffenen Zähne. Andererseits bestehen Verletzungen, die ohne oder mit zurückhaltender Behandlung eine bessere Prognose haben. Prognose und Behandlungsnotwendigkeit bzw. -umfang werden durch das Risiko bestimmt, dass sich parodontale und endodontische Komplikationen entwickeln.

Schäden und Heilung im Parodont sind nur sehr eingeschränkt beeinflussbar. Wegen der grundlegenden Bedeutung parodontaler Heilung für den langfristigen Zahnerhalt bzw. für Folgekomplikationen im wachsenden Kiefer werden trotzdem alle Anstrengungen unternommen, die Heilung zu fördern, wenn der Zustand des Parodonts die Hoffnung auf funktionsgerechte Heilung erlaubt. Bestehen dagegen keine Aussichten auf vollständige funktionelle Heilung, ist es günstiger, durch Entfernen der devitalen parodontalen Gewebe die Progression wohl unvermeidbarer Ersatzresorptionen möglichst zu minimieren. Die Behandlung des Parodonts ist eine Aufgabe der Erstbehandlung. Nachteilige Wirkungen der Therapien auf die Heilung sind bisher nicht beschrieben.

Für das Endodont gilt grundsätzlich, dass vitales Gewebe, auch in Form von Ersatzgewebe (Revaskularisation/Obliteration), dem Einbringen jeglichen künstlichen Materials (Wurzelfüllung) erheblich überlegen ist. Dies hat insbesondere für wurzelunreife Zähne größte Bedeutung, deren dünne Dentinwände erheblich frakturgefährdet sind und die bei vitalem endodontischen Gewebe eine Verstärkung erfahren. Das Risiko besteht in der Nekrose der Pulpa, der meist sehr frühen Infektion und dem Eindringen von Mikroorganismen in die Dentinkanälchen. Einmal im Wurzelkanalsystem etabliert, lassen sich zumindest bestimmte Mikroorganismen durch bisher bekannte Therapien nicht wieder entfernen. Die Folgen sind dramatisch. Über infektionsbedingte Resorptionen und Zahnverluste, bereits nach wenigen Wochen, wird berichtet, und es sind vornehmlich wurzelunreife Zähne, die bei weiten Dentinkanälchen und dünnen Dentinwandstärken besonders schnell verloren sind.

Die Diagnose vitale Pulpa oder Pulpanekrose wird frühestens etwa 3 Wochen nach einem Unfall durch das Auftreten von Resorptionslakunen im Röntgenbild geklärt – also ausgerechnet durch die Komplikation, die es unbedingt zu vermeiden gilt. Zudem geschieht dies zu einem Zeitpunkt, der weit jenseits aller Empfehlungen und Richtlinien für eine rechtzeitige, erfolgversprechende Wurzelkanalbehandlung liegt. Da bisher frühzeitigere Diagnosemöglichkeiten nicht zur Verfügung stehen, erfolgt die Entscheidung zu einer prophylaktischen Wurzelkanalbehandlung nach der Wahrscheinlichkeit einer Pulpanekrose. Diese wird ihrerseits v.a. durch Verletzungstyp, Reifestadium der Wurzel, begleitende Kronenfrakturen und die Rettungsbedingungen bestimmt. Die Wurzelkanalbehandlung soll so rechtzeitig begonnen werden, dass sie eine Infektion im Endodont sicher verhindert. Ist die Pulpa der Außenwelt exponiert gewesen, z.B. bei Avulsion oder bei Verlagerung mit gleichzeitiger Kronenfraktur, muss mit eingetretener Kontamination und sehr schnell folgender Infektion gerechnet werden. Günstigstenfalls erfolgt die Wurzelkanalbehandlung während der Erstbehandlung mit retrograder Insertion von Titanstiften in den Wurzelkanal. Soll die Wurzelkanalbehandlung konventionell erbracht werden, müsste sie innerhalb weniger Tage begonnen werden. Wird sie nicht selbst durchgeführt, wird der Patient sofort an in endodontischer Behandlung versierte Kollegen überwiesen.

4.3.3 Konkussion und Zahnlockerung

Die verletzten Zähne sind perkussionsempfindlich bzw. erhöht gelockert. Blutungen aus dem Gingivasulkus sind möglich. Röntgenbilder zeigen keine Auffälligkeiten, sie dienen dem Ausschluss weiterer Verletzungen. Das parodontale Ödem verursacht eine ggf. mehrwöchige Aufbissempfindlichkeit. Eine Schienung der verletzten Zähne ist optional, sie ermöglicht eine weitgehend schmerzfreie Nahrungsaufnahme und Mundhygiene. Die Dauer der Schienung richtet sich nach der Dauer der Perkussionsempfindlichkeit und beträgt etwa 2–4 Wochen. Die Prognose für Pulpa und Parodont ist sehr gut, nur selten kommt es zu parodontalen (Ankylose) oder endodontischen (Pulpanekrose bzw. Ersatzgewebsbildung) Komplikationen.

4.3.4 Extrusive Dislokation

Extrusiv dislozierte Zähne sind in Längsachse aus der Alveole gehoben, die Kronen weichen meist etwas nach palatinal aus. Unterscheidungskriterium zur lateralen Dislokation ist die deutlich bis extrem erhöhte Lockerung. Die verletzten Zähne sind perkussionsempfindlich, die Sensibilitätsprobe ergibt fast immer keine Reaktion. Radiologisch erscheint der Parodontalspalt apikal erweitert oder leer. Die Extrusion entspricht einer unvollständigen Avulsion. Es besteht die Gefahr, dass deutlich extrudierte Zähne vollständig aus der Alveole gleiten und vom ggf. benommenen Unfallopfer verschluckt oder gar aspiriert werden. Solche Zähne müssen ggf. noch am Unfallort entfernt und wie avulsierte Zähne versorgt werden (Zahnrettungsbox).

Wurzelunreife Zähne werden in Lokalanästhesie vorsichtig reponiert und für etwa 2 Wochen mit einer flexiblen Schiene fixiert. Die Prognose für Vitalitätserhalt im Endodont ist gut. Allerdings kommt es meist zur Ersatzgewebsbildung (Obliteration). Parodontale Komplikationen sind selten.

Wurzelreife Zähne können ebenfalls reponiert und geschient werden. Während die parodontale Prognose gut ist, resultiert meist eine Pulpanekrose. Damit wird eine umgehende Wurzelkanalbehandlung erforderlich. Insbesondere deutlich extrudierte Zähne können auch, analog zu avulsierten Zähnen, nach extraoraler Wurzelkanalbehandlung (retrograde Stiftinsertion) replantiert werden. Die Systematik ermöglicht das Anwenden von ART, wenn parodontale Schäden durch Exposition gegenüber dem Mundhöhlenmilieu zu vermuten sind.

4.3.5 Laterale Dislokation

Lateral dislozierte Zähne sind mit ihrer Krone meist nach palatinal/lingual verlagert, seltener nach vestibulär. Grundsätzlich ist der Alveolarknochen durch Kompression oder Fraktur ebenfalls verletzt. Bei einer Kronenverlagerung nach palatinal kann die Zahnwurzel nach vestibulär ausweichen, die vestibuläre Alveolenwand ist dann frakturiert. Sind mehrere Zähne durch großflächigere Krafteinwirkung betroffen, kommt es auch zu Frakturen der oralen und interradikulären Alveolenanteile.

Die Zähne sind meist in ihrer Position verkeilt und daher unbeweglich. Die Perkussion ergibt dann einen hohen, metallischen Schall, sie löst meist keine Schmerzen aus. Die Sensibilitätsprobe erbringt in der Regel keine positive Reaktion. Radiografisch zeigt sich der Parodontalspalt apikal oft erweitert. Der Nachweis gelingt manchmal nur auf exzentrischen oder Aufbissaufnahmen.

Die Reposition ist häufig nicht einfach. Gegenläufiger Druck in der Apexregion vestibulär und der Kronenregion palatinal kann erfolgreich sein. Manchmal müssen die Zähne mit Extraktionszangen und unter axialem Zug vorsichtig aus ihrer verkeilten Zwangsposition gelöst werden. Sind die Zähne ohne Verlagerung der Wurzelspitzen in das Vestibulum lediglich koronal verlagert und verhindern engstehende Nachbarzähne eine einfache Reposition, kann das längere Aufbeißen auf eine schiefe Ebene (Holzspatel), ggf. in Lokalanästhesie, hilfreich sein, um die gewünschte Position zu erreichen.

Wurzelunreife Zähne werden reponiert und für etwa 2–4 Wochen flexibel geschient. Es kommt in der Regel zu endodontischer Ersatzgewebsbildung und nur selten zur Pulpanekrose. Die parodontalen Heilungsaussichten sind gut.

Bei **wurzelreifen Zähnen** resultiert sehr häufig eine Pulpanekrose. Alternativ zu Reposition, Schienung und verzögert begonnener orthograder Wurzelkanalbehandlung kann nach Extraktion eine sofortige, extraorale Wurzelkanalbehandlung (retrograde Insertion von Titanstiften) mit anschließender Replantation erfolgen. Dies ist insbesondere dann sinnvoll, wenn es bei deutlicher Verlagerung sicher zu einem Abriss der Pulpa am Foramen apicale gekommen ist und Schwierigkeiten bei der Reposition eine Extraktion der Zähne mit Revision der Alveolen erfordern. Es ist möglich, dass der Wurzel des extrahierten Zahnes Knochenanteile der frakturierten Alveole anhaften; diese werden vorsichtig abgelöst und verworfen und keinesfalls mit replantiert. Das vitale Parodont des Replantats induziert Knochenbildung, die Heilung ist nicht beeinträchtigt. Die Dauer der flexiblen Schienung beträgt etwa 2–4 Wochen. Die parodontalen Heilungsaussichten sind gut.

4.3.6 Intrusive Dislokation

Intrudierte Zähne sind meist fest im Kiefer verkeilt. Die Zwangsposition ist klinisch durch fehlende Mobilität und ankylotisch-hellen Klopfschall erfassbar. Typisch sind begleitende Kronenfrakturen. In Röntgenbild ist der Parodontalspalt verengt oder nicht mehr nachvollziehbar. Die Verlagerung ist im Vergleich zu Nachbarstrukturen (Alveolarrand, Nasenboden, Nachbarzähne) erkennbar.

Cave
Im Wechselgebiss können unterschiedliche Eruptionsniveaus Intrusionen vortäuschen.

Nach Intrusion sind die direkten Gewebsschäden am ausgeprägtesten. Das Hineintreiben der Zähne in den Kiefer zerstört die Parodontalgewebe großflächig, das Zerquetschen der Gewebe am Apex verursacht einen Infarkt und eine Nekrose der Pulpa. Alveolarknochen und Gingiva sind in der Regel frakturiert oder rupturiert, mindestens massiv gequetscht und infektanfällig. Bei Kronenfrakturen ist eine Kontamination des Endodonts unvermeidbar. Entsprechend schlecht sind die Heilungsaussichten.

Nach konventioneller endodontischer Behandlung werden überwiegend infektionsbedingte Resorptionen beobachtet, sie umfassen etwa 60% der Komplikationen. Nur bei einem Viertel der mehr als 5 mm tief intrudierten Zähne wird eine funktionelle Heilung beobachtet. Innerhalb von 2 Jahren gehen mehr als die Hälfte der Zähne verloren. Eine sofortige Wurzelkanalfüllung im Zuge einer Replantationstherapie vermeidet dagegen infektionsbedingte Resorptionen, die Anwendung von ART ist viel versprechend. Eine funktionelle Heilung wird dann an drei Viertel der mehr als 5 mm tief intrudierten Zähne beobachtet.

Die Behandlung wird bestimmt durch das Risiko von Pulpanekrose und parodontalen Komplikationen (Tab. 4.4). Bei gering intrudierten wurzelunreifen Zähnen ohne beglei-

Tab. 4.4 Behandlungsempfehlungen bei Intrusionsverletzungen

Intrusionstiefe		Wurzelbildung unreif		Wurzelbildung reif	
		Kronenfrakturen		Kronenfrakturen	
		Nein	Ja	Nein	Ja
Gering ≤5 mm	Therapie	Spontan/KFO	RI	RI/spontan/KFO	RI
	Endodont	Monitoring	WKB sofort	WKB sofort/früh	WKB sofort
	Parodont	Monitoring	ART	ART	ART
Groß >5 mm	Therapie	RI/spontan/KFO	RI	RI	RI
	Endodont	WKB sofort/früh	WKB sofort	WKB sofort	WKB sofort
	Parodont	ART	ART	ART	ART

Spontan: spontane Einstellung abwarten; KFO: kieferorthopädische Extrusion; RI: Replantation; WKB sofort: Wurzelkanalbehandlung sofort; ART: Antiresorptiv-antiinflammatorisch-regenerationsfördernde Therapie

tende Kronenfraktur können eine Revaskularisation erhofft und eine spontane Wiedereinstellung abgewartet oder ein kieferorthopädisches Extrudieren genutzt werden. Tiefere Intrusion oder begleitende Kronenfrakturen erhöhen das Komplikationsrisiko. Wurzelreife Zähne unterliegen grundsätzlich der Pulpanekrose. Die intentionelle Replantation ermöglicht in diesen Fällen die sofortige Wurzelkanalfüllung und die Behandlung des verletzten Parodonts. Wird nicht replantiert, müssen notwendige Wurzelkanalbehandlungen dennoch umgehend erfolgen. Der Zugang zur Palatinalfläche ist dann oft nur chirurgisch (Schleimhautexzision, Abklappen) möglich.

4.3.7 Avulsion

Die Avulsion entspricht weitgehend einer Extrusionsverletzung. Die direkte Schädigung im Parodont ist gering. Es bestehen beste Aussichten auf eine funktionelle Heilung, wenn die Zähne umgehend in zellverträgliche Umgebung gelangen. Bereits kurze trockene Lagerung oder Aufbewahrung in unphysiologischen Medien kompromittieren die Aussichten erheblich (Tab. 4.5). Medien wie Milch oder Eiweiß verzögern den Gewebstod, können ihn aber nicht verhindern. Sie eignen sich allenfalls als kurzzeitiges Lagermedium in der Notfallsituation. Ausschließlich Zellnährmedien erhalten Vitalität und Proliferationsfähigkeit der spezialisierten Parodontalzellen. Zahnrettungsboxen (SOS Zahnbox, Hager & Werken, Duisburg; Dentosafe, Dentosafe, Iserlohn) enthalten auf Parodontalzellen abgestimmte Zellnährmedien, die bei Zimmertemperatur 3 Jahre haltbar sind und den Zellen im Restdesmodont avulsierter Zähne bei Zimmertemperatur über mindestens 24–48 h Vitalität und Proliferationsfähigkeit erhalten (Pohl et al. 2005).

Avulsierte Zähne werden grundsätzlich replantiert. Beim wurzelreifen Zahn erfolgt die zwingend erforderliche Wurzelkanalbehandlung möglichst sofort noch vor Replantation. Wenn dies nicht möglich ist, sollte sie innerhalb der ersten 2–4 Tage nach Replantation begonnen werden. Die geringen Aussichten auf Revaskularisation legen auch beim wurzelunreifen Zahn die prophylaktische Wurzelkanalbehandlung nahe.

Bei früher empfohlenem Beginn der Wurzelkanalbehandlung (7–10 Tage nach Replanta-

Tab. 4.5 Wahrscheinlichkeit funktionsgerechter Heilung nach Avulsion und Replantation in Abhängigkeit von den Lagerungsbedingungen avulsierter Zähne

Extraorale Phase (min)			Wurzelbildungsstadium			
			3	4	5	6
Trocken + feucht <5			0,97	0,95	0,92	0,85
Trocken <5	Feucht <5	5<total<10	0,84	0,73	0,60	0,45
Trocken <5	Feucht ≥5		0,60	0,45	0,31	0,20
Trocken 5–20	Feucht <5		0,66	0,51	0,36	0,23
Trocken 5–20	Feucht ≥5		0,36	0,23	0,14	0,08
Trocken >20	Feucht <5		0,41	0,27	0,17	0,09
Trocken >20	Feucht ≥5		0,17	0,10	0,05	0,03

Aus: Andreasen et al. 1995; feucht: Speichel, Kochsalzlösung

tion) umfassen infektionsbedingte Resorptionen 40–50% aller Komplikationen. Bei weiterer Verzögerung steigt dieser Anteil noch erheblich an. Infektionsbedingte Resorptionen verursachen nicht nur frühen Zahnverlust, sondern auch erhebliche Einschmelzungen der umgebenden Gewebe. Sie müssen daher unbedingt vermieden werden.

Verschmutzungen am Parodont werden möglichst durch Spülen der Wurzeloberfläche entfernt, hartnäckige Partikel vorsichtig mit feinen Pinzetten zumindest bei Lupenvergrößerung abgenommen. Die weitere Behandlung des Parodonts richtet sich nach der Einschätzung seines Zustandes, der sich aus den Bedingungen der Zahnrettung ergibt. Sofort den Empfehlungen entsprechend physiologisch gerettete Zähne bedürfen wahrscheinlich keiner Zusatztherapie. Bei Zähnen, die zeitlich begrenzt in diesem Sinne unphysiologisch gerettet wurden, bei denen also noch Chancen auf funktionsgerechtes Einheilen bestehen, sollten alle Möglichkeiten genutzt werden, die parodontale Heilung zu unterstützen. Werden Zähne mit avitalem Restdesmodont replantiert, sollten die nekrotischen Gewebe vollständig entfernt werden.

4.4 Frakturen der Zähne

4.4.1 Klassifikation

Frakturen können die Zahnkrone, die Zahnwurzel oder beide Zahnanteile betreffen und durchgehend oder inkomplett (Infraktur, z.B. Schmelzsprung) sein. Kronenfrakturen können auf den Schmelz beschränkt sein, Schmelz und Dentin betreffen oder zusätzlich das Pulpakavum eröffnet haben. Bei Kronen-Wurzel-Frakturen sind darüber hinaus Wurzeldentin, Wurzelzement und Anteile des Desmodonts verletzt, abgegrenzt werden Kronen-Wurzel-Frakturen mit und ohne Pulpafreilegung. Wurzelfrakturen können nach Lage (apikales/mittleres, zervikales Wurzeldrittel) und Dislokationsart des die Krone tragenden Fragments differenziert werden, ergänzt um Angaben zur Exposition des Bruchspalts gegenüber der Mundhöhle (Abb. 4.10).

4.4.2 Indikation und Zielsetzung

Vornehmliches Ziel nach Kronenfrakturen ist neben dem Erhalt des Zahns der zumindest

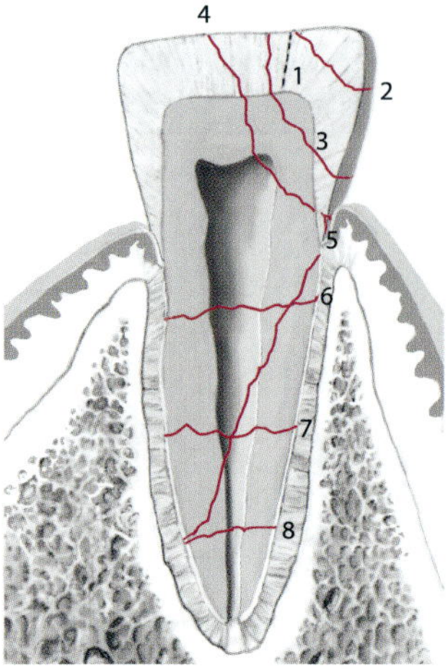

Abb. 4.10 Zahnfrakturen mit typischen Frakturverläufen in der Kronen- und in der Wurzelregion. 1 Schmelzsprung, 2 Schmelzfraktur, 3 Schmelz-Dentin-Fraktur, 4 Fraktur mit Pulpaexposition, 5 Vertikal- bzw. Splitterfraktur, 6 Fraktur im koronalen Wurzeldrittel, 7 Querfraktur im mittleren Wurzeldrittel 8 Fraktur im apikalen Wurzeldrittel

partielle **Vitalerhalt der Pulpa**. Vor allem bei unreifen Zähnen ist dies von großer Bedeutung, damit das Wurzelwachstum sich fortsetzt und schwierige, aufwendige Apexfikationsbehandlungen sowie die hohe Frakturgefahr der dünnen Wurzelkanalwände vermieden werden können.

Die Behandlung erfordert Materialien und Instrumente, die in einer vornehmlich chirurgisch ausgerichteten Praxis oder Klinik nicht zur Standardausstattung gehören. Da bei Kronenfrakturen keine sofortige Behandlungsnotwendigkeit besteht, können die Patienten ohne invasive Therapie der Weiterbehandlung zugewiesen werden.

Wurzelfrakturen mit günstigem Frakturverlauf benötigen lediglich eine Schienung, ggf. muss zuvor das koronale Fragment reponiert werden. Kompliziertere Frakturverläufe und Kronen-Wurzel-Frakturen sollten interdisziplinär besprochen werden, die Notfallbehandlung kann sich auf das Fixieren mobiler Fragmente beschränken. Nur selten sind die Verhältnisse so fatal, dass in der Erstbehandlung Zähne entfernt werden müssen.

4.4.3 Kronenfrakturen

Schmelzfrakturen bedürfen nur dann einer (Notfall-)Behandlung, wenn sie zu Sekundärverletzungen an oralen Weichgeweben (Zunge, Lippen, Wangen) führen können. Scharfe Kanten werden mit rotierenden Instrumenten geglättet.

Sobald Dentin oder Pulpa von der Fraktur betroffen sind, besteht die Möglichkeit der Kontamination der Pulpa. Ist diese gesund, können Dentinliquorstrom und Abwehrreaktion eine Infektion mehrere Tage bis Wochen verhindern. Bei begleitenden Verletzungen am Foramen apicale (Dislokationstraumata) ist die Pulpanekroserate drastisch erhöht.

Die Behandlung erfordert zunächst eine Desinfektion der Frakturflächen z.B. mit Chlorhexidinpräparaten und einen Verband der Dentin-, bzw. Pulpa-Dentinwunde, in der Regel mit Kalziumhydroxid-Präparaten. Das vorherige Entfernen entzündlich veränderter, meist sehr oberflächlich gelegener Pulpaanteile durch Mikroamputation oder Pulpotomie erhöht die Chancen des Vitalerhalts. Voraussetzung ist ein bakteriendichter Abschluss gegenüber der Mundhöhle, der u.a. den Einsatz von Spanngummis (Kofferdam), adäquater Technik und modernsten Materialien bedingt.

Können diese Erfordernisse in der Notfallsituation nicht sichergestellt werden, scheint es günstiger, an den Wunden gar nicht zu manipulieren und den Patienten nach Auftragen einer aushärtenden Kalziumhydroxidpaste (z.B. Life, Kerr, Rastatt) und unter Verordnen eines Munddesinfizienz innerhalb von 1–2 Tagen einer Behandlung zuzuführen.

Wird die Behandlung nicht selbst ausgeführt, werden vom Patienten oder Rettungsdienst mitgebrachte Fragmente feucht gelagert und dem Patienten mitgegeben. Das Wiederanfügen ist eine ausgesprochen einfache, schnelle und ästhetisch sehr gute Rehabilitation, die genutzt werden sollte.

Ausgetrocknete Fragmente werden meist deutlich opaker. Darüber hinaus ist der Haftverbund reduziert. Vor dem Wiederanfügen müssen die Fragmente etwa so lange rehydriert werden, wie sie vorher trocken gelagert waren.

4.5 Kronen-Wurzel-Frakturen

Kronen-Wurzel-Frakturen sind sehr komplexe Verletzungen. Die Frakturlinien reichen unterschiedlich weit von koronal ins zervikale Wurzeldrittel. Der koronale Anteil der Frakturlinie liegt zumeist vestibulär und supragingival, kommuniziert also mit dem Mundhöhlenmilieu. Das häufig mobile, aber über gingivale und parodontale Fasern noch gut fixierte Fragment verursacht Schmerzen, wenn es bewegt wird. Es wird in der Notfallbehandlung zeit- und aufwandsparend möglichst mit Komposit refixiert. Eine Schienung an beiden Nachbarzähne verhindert eine Refraktur und führt zu sofortiger Schmerzfreiheit.

Die Pulpa wird bei guter Mundhygiene nur langsam infiziert und kann so, zumeist noch vital, zu einem späteren Zeitpunkt exstirpiert werden. Nur selten ist das sofortige Entfernen der verletzten Zähne – z.B. bei Trümmerfrakturen – erforderlich. Vor allem bei noch wachsenden Patienten muss Zahnerhalt angestrebt werden.

Umgehend erfolgt interdisziplinär eine ausführliche Diagnostik und Entscheidung über die weitere Behandlung. Es stehen in Abhängigkeit vom Status der Verletzung zur Auswahl (Andreasen et al. 2007, Filippi 2009, Kirschner et al. 2005, Tsukiboshi et al. 2001): Erhalt der Pulpavitalität oder Wurzelkanalbehandlung sowie Wiederanfügen des Fragments oder Restauration. Diese muss nicht in jedem Fall bis zum Frakturrand reichen, sondern kann etwas inzisal im gesunden Dentin enden. Meist muss trotzdem der Frakturverlauf durch chirurgische Kronenverlängerung oder kieferorthopädische bzw. chirurgische Extrusion dargestellt werden. Beide Extrusionsmethoden bieten die Möglichkeit, den Zahn um 180° zu drehen und so bei palatinal weit nach apikal frakturierten Zähnen die Fraktur besser zugänglich zu machen. Die definitive Wurzelkanalfüllung kann präoperativ orthograd, intraoperativ von retrograd oder postoperativ erfolgen.

Die Methoden haben Vor- und Nachteile: Chirurgische Eingriffe im Sinn einer Kronenverlängerung bedingen ggf. lokale Taschen. Extrusionen sind begrenzt wegen möglicher ästhetischer Beeinträchtigungen, wenn die mit zunehmender Extrusion immer schlanker werdenden Wurzeln an der Durchtrittsstelle durch die Gingiva zu sehr von der zervikalen Breite der Nachbarzähne abweichen. Chirurgisch transponierte Zähne entwickeln in der Regel weniger marginalen Knochen als orthodontisch bewegte.

4.5.1 Wurzelfrakturen

Wurzelfrakturen sind selten, im Milchgebiss sehr selten. Sie haben meist eine gute Prognose. Selbst bei zahnhalsnaher Lage der Fraktur gelingt die Erhaltung des Zahns oft über viele Jahre. Eine Zahnentfernung am Unfalltag ist in der Regel nicht indiziert. Ausnahmen betreffen v.a. Zähne mit durchgehenden Vertikal- und Aussprengungsfrakturen; diese können nicht erhalten werden.

Bei erhaltener Pulpavitalität können Frakturspalten durch Dentin und ggf. auch Wurzelzement überbaut werden (Hartgewebsheilung). Meist kommt es jedoch zur Interposition von Bindegewebe oder auch Knochen (bindegewebige oder knöcherne Heilung).

Zähne mit apikal lokalisierter Wurzelfraktur zeigen alle Lockerungsformen von parodontal traumatisierten, wurzelintakten Zähnen und sind auch wie diese zu therapieren (**Reposition/Replantation, Schienung**). Bei Wurzelfrakturen im mittleren Drittel wird eine Schienungsdauer von 4–8 Wochen empfohlen. Zähne mit zervikal liegenden Frakturen bleiben meist auf Dauer erhöht beweglich, eine palatinal applizierte Dauerschiene (z.B. kieferorthopädischer Retainer) ist zur Stabilisierung erforderlich.

Alternativ kommt die **sofortige Replantation des die Krone tragenden Fragments** v.a. dann in Betracht, wenn die Reposition nicht gelingt (verkeilte Kleinfragmente, dislozierte Pulpaanteile) oder mehrere der genannten Risikofaktoren für eine Pulpanekrose zutreffen, sowie bei Exposition der Fraktur gegenüber dem Mundhöhlenmilieu. Nach Extraktion des koronalen Fragments gelingt das Entfernen des apikalen Fragments über die Alveole meist leicht. Die von retrograd in das die Krone tragende Fragment eingesetzten Stifte dienen bei Wurzelfrakturen nicht nur zur sofortigen und abschließenden Wurzelfüllung. Durch den Stiftüberstand wird der Drehpunkt nach apikal verlagert, es ergeben sich reguläre Festigkeitswerte ohne die Notwendigkeit einer Dauerschienung. Von weiterem Vorteil sind die klaren Verhältnisse ohne infektionsanfällige Bruchspalten. Die Dauer der Schienung beträgt 2 Wochen. Das die Krone tragende Fragment sollte bei Replantationen eine autologe Wurzellänge von zumindest 2–3 mm aufweisen. Ist diese nicht gegeben, können dieselben Zahnerhaltungsoptionen wie bei der Kronen-Wurzel-Fraktur genutzt werden.

Eine Pulpanekrose betrifft in fast allen Fällen nur das koronale Fragment. Als Reaktion bildet sich Granulationsgewebe zwischen den Frakturenden, das die Fragmente kontinuierlich auseinander drängt und den Frakturspalt verbreitert. Risikofaktoren für eine Pulpanekrose sind starke Dislokation oder unvollständige Reposition des koronalen Fragments, reifes Wurzelbildungsstadium und begleitende Kronenfrakturen. Eine Verbindung des Frakturspalts zur Mundhöhle schließt eine Heilung aus.

Periapikale Radioluzenzen als Zeichen einer Pulpanekrose im apikalen Fragment sind sehr selten, das zumeist vitale apikale Fragment entwickelt häufig eine Obliteration und kann unbehandelt in situ belassen werden. Die konservative endodontische Behandlung beschränkt sich auf das koronale Fragment. Sie entspricht einer Apexifikation, da der Wurzelkanal am Fragmentstumpf weitlumig ist. Besteht Anhalt für eine Pulpanekrose auch im apikalen Fragment (periapikale Aufhellung), wird dies chirurgisch entfernt. Eine Sanierung des koronalen Fragments analog einer Wurzelspitzenresektion ist wegen des nach palatinal-zervikal ansteigenden Frakturverlaufs meist nicht möglich. Die intentionelle Replantation ist vorteilhafter. Die in diesen Fällen bereits bestehende Infektion im Endodont erfordert aber eine vorangehende Desinfektionsphase mit zwei jeweils 6-wöchigen temporären Wurzelkanalfüllungen mit Kalziumhydroxid.

4.6 Alveolarfortsatzfrakturen

Im Zuge traumabedingter Zahnverlagerungen kommt es regelmäßig zu Frakturen der knöchernen Alveolen. Je nach Verlagerungsrichtung der Zähne sind palatinale oder vestibuläre Alveolenwände betroffen, die interradikulären Septen sind oft partiell mit einbezogen. Periostgebundene Fragmente werden reponiert. Eine Schienung der Zähne mit typischen Zahntraumaschienen stabilisiert ausreichend. Wesentlich sind gute Adaptation der Weichgewebe, Antibiotikagabe und intensive Hygiene zum Schutz des verletzten Knochens vor Infektionen. Nicht periostgebundene, v.a. kleine Knochenfragmente müssen entfernt werden. Auch bei größeren Substanzdefekten sollten die Zähne nicht verworfen werden, wenn eine ausreichende Stabilisierung über Schienen möglich ist.

Zahnwurzeln haben ein hohes osteoinduktives Potenzial, das genutzt werden sollte. Voraussetzung ist das sichere Vermeiden von Infektionen im Endodont und entsprechenden Folgekomplikationen durch eine möglichst sofortige Wurzelkanalbehandlung.

Komplette Alveolarfortsatzfrakturen sind an ihrer Mobilität, die im Fragment stehende Zähne mit einschließt, klinisch meist gut zu erkennen, während konventionelle Röntgenaufnahmen die Situation oft nur unzureichend darstellen. Bei Dislokation werden Alveolarfortsatzfrakturen möglichst reponiert. Dies wird erschwert oder verhindert durch komplexe Frakturverläufe und Weichgewebszüge. Auch apikal aus dem Fragment herausragende Wurzelspitzen und verlagerte, zusätzlich frakturierte Knochenanteile tragen zu den Schwierigkeiten bei der Reposition bei. Chirurgische Explorationen bergen das Risiko einer weiteren Beeinträchtigung der Nutrition der bereits vom ortsständigen Knochen getrennten Fragmente. Bei unvollständiger Reponierbarkeit kann eine kieferorthopädische Nachbehandlung hilfreich sein.

Die Fragmente bedürfen der **Fixation**. Unbezahnte oder wenig bezahnte Abschnitte werden mit Platten oder Schrauben fixiert. Die eingeschränkte Nutrition muss bei einer eventuellen Lappenbildung berücksichtigt werden; eine epigingivale Plattenapplikation mit transgingivaler Verschraubung ist beschrieben. Sind unverletzte Nachbarschaft und Fragment bezahnt, erfolgt die Stabilisierung über typische, adhäsiv befestigte Zahntraumaschienen. Die Schienen können durch zusätzliches Auftragen von Kunststoffen verstärkt und versteift werden. Schienungen mit zervikalen Drahtumschlingungen sollten möglichst vermieden werden.

Die im Fragment stehenden Zähne erleiden zu etwa 75% Pulpanekrosen. Dagegen ist die parodontale Heilung meist gut. Bei anzunehmenden Verbindungen des Bruchspalts zur Mundhöhle ist eine systemische Antibiotikagabe zur Vermeidung von Bruchspaltinfektionen erforderlich. Hauptquelle für Infektionen sind die Pulpanekrosen. Sie müssen frühzeitig erkannt und behandelt werden.

Alveolarfortsatzfrakturen können auch im Milchgebiss vorkommen. Das Entfernen von Knochenfragmenten kann zum Freilegen der Keime der bleibenden Zähne führen. Wenn möglich, sollten die Fragmente über Schienen stabilisiert werden.

4.7 Milchzahnverletzungen

4.7.1 Klassifikation

Die Klassifikation von Milchzahnverletzungen entspricht der bleibender Zähne. Lediglich bei Intrusionen wird zusätzlich unterschieden, ob der Milchzahn mit seiner Wurzel nach vestibulär ausgewichen ist oder nach palatinal in Richtung der Keime der bleibenden Zähne verlagert wurde.

4.7.2 Indikation und Ziel der Behandlung

Die Heilungsverläufe nach Verletzung von Milchzähnen entsprechen denen bleibender Zähne. Bei Verlagerungen, selbst bei ausgeprägten Intrusionen, besteht eine hohe Bereitschaft zu spontanem Wiedereinstellen. Ankylosen werden selten beobachtet. Sie scheinen den Zahnwechsel überwiegend nicht zu stören (Andreasen et al. 2007).

Verletzungen oder periapikale Erkrankungen der Milchzähne verursachen wegen enger Lagebeziehungen häufig Schäden an den bleibenden Zähnen oder deren Keimen. Mit der Behandlung der Milchzahnverletzungen sind auch iatrogene Schädigungen möglich. Dies beeinflusst die Therapie ebenso wie die altersbedingt oft unzureichende Behandelbarkeit, die auch für Folgebehandlungen bedacht werden muss. Andererseits gelingt insbesondere speziell aus- und fortgebildeten Kollegen doch oft der Zugang zum kleinen Patienten. Wichtig sind die Zähne u.a. für eine korrekte Lautbildung, für die Ausformung der Kiefer und auch beim Kind für ein ästhetisches Erscheinungsbild.

Ausmaß und Lokalisation von Schäden an den bleibenden Zähnen sind vornehmlich abhängig von der Traumaintensität und vom Stand der Entwicklung der bleibenden Zähne zum Zeitpunkt des Traumas. Die Beobachtungen reichen von dezenten, fleckförmigen Farbänderungen des Zahnschmelzes bis zu Fehlbildungen. Es wird angenommen, dass bei der Reposition eines verlagerten oder avulsierten Zahns die Wurzelspitze oder das durch das Trauma entstandene Koagulum an oder in den Follikel des bleibenden Zahns gepresst wird.

Apikale Parodontitiden an den Milchzähnen können auf den sich entwickelnden bleibenden Zahn übergreifen, es kann zu Formveränderungen der Zahnkrone kommen (Turner-Zahn).

4.7.3 Dislokation und Replantation von Milchzähnen

Die Replantation avulsierter Milchzähne wird mit Hinweis auf die mögliche Schädigung der bleibenden Zähne vorwiegend abgelehnt. Das Risiko kann minimiert werden, wenn die Wurzelspitze der Milchzähne vor Replantation extraoral etwa 3–4 mm abgesetzt wird. Der Wurzelkanal wird von retrograd mit üblichem Wurzelkanalinstrumentarium präpariert und mit einem resorbierbaren Wurzelfüllmaterial (z.B. Kalziumhydroxid) gefüllt. Nach Replantation werden die Zähne geschient (Kirschner et al. 2005).

Wegen der möglichen Schädigung der bleibenden Zähne werden aktive Repositionen verlagerter Milchzähne kritisch gesehen und Dislokationen der **spontanen Wiedereinstellung** überlassen, sofern die verlagerten Zähne die Okklusion nicht behindern. Selbst tief intrudierte Milchzähne nehmen meist innerhalb weniger Wochen bis Monate ihre reguläre Position wieder ein. Mit der Krone stark nach palatinal verlagerte Zähne können durch häusliche Übungen mit Aufbissspatel oder Schnuller überstellt werden. Eine vorherige, begrenzte Reposition verkürzt die Behandlungszeit. (Geringes) Einschleifen im Kronenbereich oder ein temporäres Sperren des Bisses bis zur Reposition können bei Okklusionsstörungen sinnvoll sein. Auch Extraktionen können an den bleibenden Zähne Schäden verursachen; sie sollten, wenn möglich, vermieden werden.

4.7.4 Frakturen von Milchzähnen

Milchzahnkronen sind zierlich und kurz, sehr schnell verlaufen die Frakturen subgingival und die Pulpa ist exponiert. Der Vitalerhalt der Pulpa ist sehr fraglich, da zudem eine Behandlung »lege artis« oft nicht möglich ist. Wurzelkanalbehandlungen an Milchzähnen werden kritisch gesehen. Eine Rücksprache mit speziell fortgebildeten Kollegen kann sinnvoll sein; häufiger wird es zur Extraktion der Zähne kommen. Dies gilt sicher für Kronen-Wurzel-Frakturen.

Selten sind Wurzelfrakturen. Bei apikaler Lage und geringer Dislokation und Lockerung ist die Entwicklung zu beobachten. Müssen die Zähne entfernt werden, können die apikalen Fragmente belassen werden, da sie ohnehin resorbiert werden und eine Schädigung der Zahnkeime der bleibenden Zähne durch Entfernungsversuche zu befürchten ist. Weiter zervikal liegende Frakturen gehen mit stärkerer Dislokation und Mobilität einher, sie bedingen die Entfernung der Zähne.

Für die konstruktiven Anmerkungen bzgl. dieses Kapitels bedankt sich der Autor bei:

Dr. Christine Berthold, Zahnerhaltung und Parodontologie, Universität Erlangen

Prof. Dr. Kurt Ebeleseder, Klinische Abteilung für Zahnerhaltungskunde, Universität Graz

Prof. Dr. Andreas Filippi, Klinik für Zahnärztliche Chirurgie, Radiologie, Mund- und Kieferheilkunde, Universität Basel

Prof. Dr. Gerhard Wahl, Poliklinik für Chirurgische Zahn-, Mund- und Kieferheilkunde, Universität Bonn

Literatur

Andreasen JO, Andreasen FM, Andersson L (2007) Textbook and color atlas of traumatic injuries to the teeth, 4. Aufl. Oxford: Blackwell Scientific

Andreasen JO, Borum MK, Jacobsen HL, Andreasen FM (1995) Replantation of 400 avulsed permanent incisors. 1.–4. Endod Dent Traumatol 11: 51–89

Filippi A (2009) Zahntransplantation, 1. Aufl. Berlin: Quintessenz

Glendor U (2008) Epidemiology of traumatic dental injuries – a 12 year review of the literature. Dent Traumatol 24: 603–611

Kirschner H, Pohl Y, Filippi A, Ebeleseder K (2005) Unfallverletzungen der Zähne. Vorbeugen – Retten – Behandeln, 2. Aufl. München: Urban und Fischer

Pohl Y (2008) Avulsion bleibender Zähne. Retten und Replantieren. Zahnmedizin up2date 2: 199–224
Pohl Y, Filippi A, Kirschner H (2005) Results after replantation of avulsed permanent teeth. I.–III. Dent Traumatol 21: 80–110
Tsukiboshi M, Schmelzeisen R, Hellwig E (2001) Behandlungsplanung bei Zahntraumata, 1. Aufl. Berlin: Quintessenz
Tuli T, Hächl O, Rasse M, Kloss F, Gassner R (2005) Dentoalveoläre Traumen. Mund-, Kiefer- und Gesichtschirurgie 9: 324–329

Serviceteil

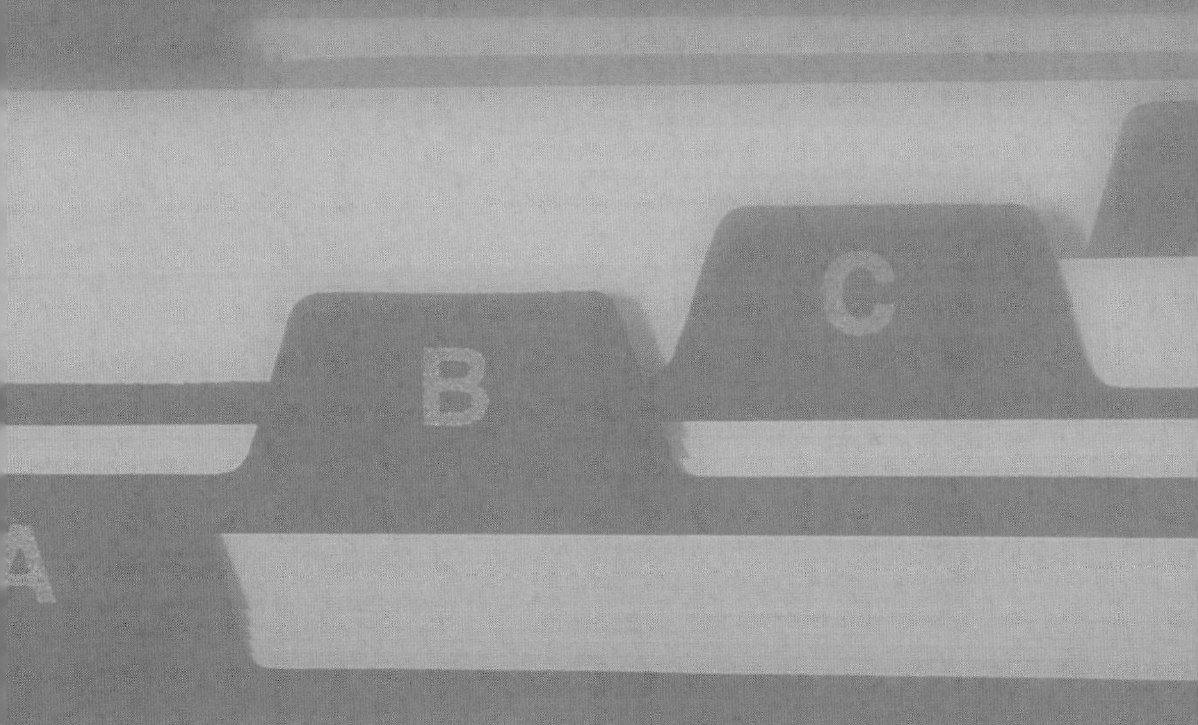

J.-E. Hausamen et al. (Hrsg.), *Traumatologie des Mund-, Kiefer-, Gesichtsbereichs*,
DOI 10.1007/978-3-642-40571-6, © Springer-Verlag Berlin Heidelberg 2014

Stichwortverzeichnis

G

H

I

J

K

L

M

N

O

P

R

S

T

U

V

W

Z

Printing: Ten Brink, Meppel, The Netherlands
Binding: Stürtz, Würzburg, Germany